NATÜRLICHE SELBSTHEILUNG DURCH AKUPRESSUR

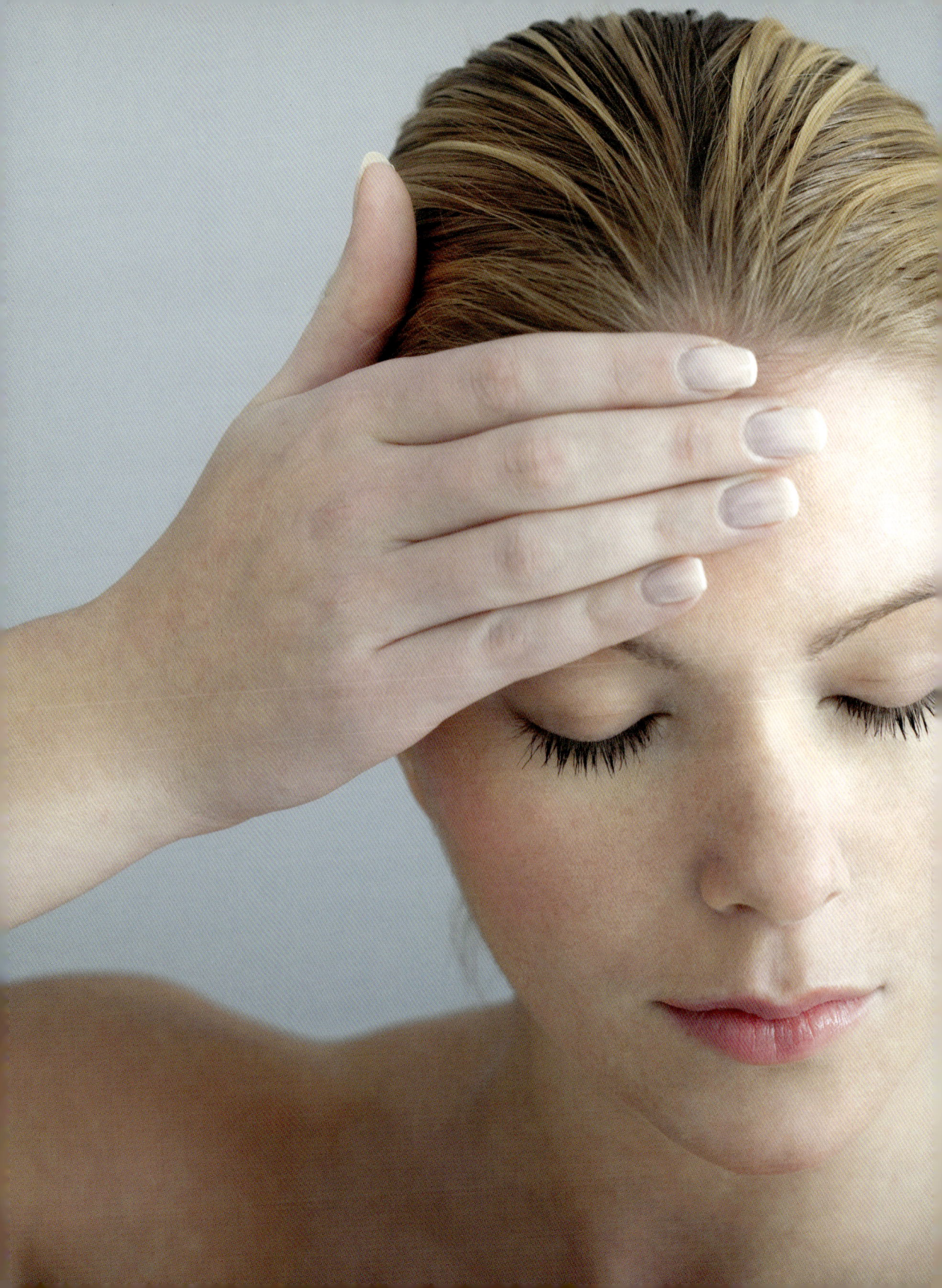

LAURENT TURLIN

MIT ALIX LEFIEF-DELCOURT

NATÜRLICHE SELBSTHEILUNG DURCH AKUPRESSUR

SICH SELBST HEILEN UND GESUND BLEIBEN
MITHILFE VON 12 AKUPRESSURPUNKTEN

h.f.ullmann

© Eddison Books Limited, 2018
Originaltitel: Heal yourself with Chinese pressure points
ISBN: 978-1-85906-056-8

Text copyright © Laurent Turlin/Leduc.s Éditions 2017

© für diese deutsche Ausgabe: Ullmann Medien GmbH
Übersetzung aus dem Englischen: Jan-Uwe Niklas
Lektorat: Caroline Kazianka
Satz: Paul Post
Projektkoordination: bookwise GmbH, München

Printed in China, 2018

ISBN 978-3-7415-2301-4

10 9 8 7 6 5 4 3 2 1
X IX VIII VII VI V IV III II I

www.ullmannmedien.com
info@ullmannmedien.com
facebook.com/ullmannmedien
twitter.com/ullmannmedien

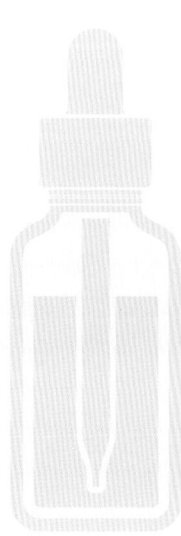

Hinweis:
Weder der Autor, noch der Producer oder Verlag haften für eventuelle Schäden, die aus der Anwendung der Anleitungen und Methoden in diesem Buch resultieren. Dieses Buch ist kein Ratgeber für die Behandlung von gravierenden gesund-heitlichen Problemen. Konsultieren Sie einen Arzt, wenn Sie nicht sicher sind, ob ihr Gesundheitszustand sich mit der Anwendung von Akupressur verträgt.

Inhalt

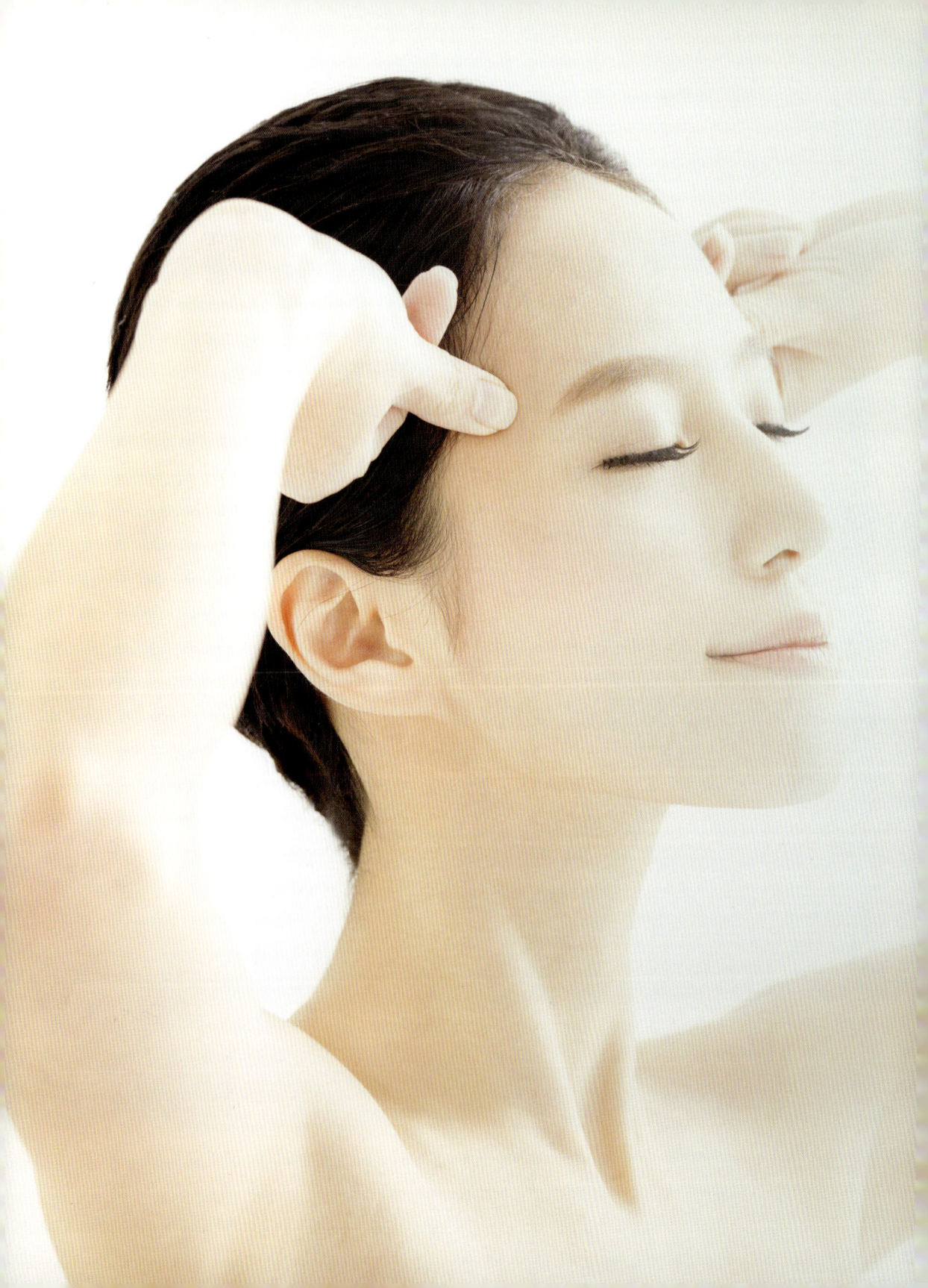

Vorwort

Akupressur ist eine Selbstmassagetechnik aus der Traditionellen Chinesischen Medizin. Sie basiert auf der manuellen Reizung von Energie- oder Akupunkturpunkten und kann deshalb auch als manuelle Variante der Traditionellen Chinesischen Akupunktur gesehen werden.

Die chinesische Akupressur ist längst ein Bestandteil unseres Alltags geworden. Bei Kopfschmerzen massieren wir zum Beispiel unsere Schläfen zur Linderung der Schmerzen. Und nach dem Aufstehen reiben wir uns die Augen, um wieder klar sehen und denken zu können ... Vor einer Arbeit oder einer Mahlzeit reiben wir uns die Hände – um Energie zu mobilisieren bzw. den Appetit anzuregen.

Alles ganz alltägliche Handlungen, mit denen wir wichtige Körperfunktionen in Schwung bringen. Und genau das ist der Grundsatz von Akupressur: Es ist eine intuitive, einfache Methode, mit der sich in manchen Fällen ganz unmittelbar auftretende, erkennbare Ergebnisse bei der Bekämpfung von Schmerzen, Schluckauf, Erkältung, Reisekrankheit etc. erzielen lassen.

Akupressur ist sehr wirksam bei zahllosen Problemen, die typisch sind für die heutige Zeit, etwa Stress, Depressionen, Ängsten, Schlafstörungen, Muskelkrämpfen oder Schmerzen. Alles Probleme, die unser Leben prägen und uns bewusst machen, wie wichtig Gesundheit ist. Als ganzheitlicher Ansatz setzt Akupressur gleichermaßen auf Prävention und Heilung.

Zu guter Letzt ist Akupressur auch eine lebenserhaltende und -verlängernde Methode, da sie den Alterungsprozess verlangsamt, die Körperfunktionen stärkt und den Körper vor Krankheiten schützt. In bester geistiger und körperlicher Verfassung uralt werden – ist das keine verheißungsvolle Aussicht?

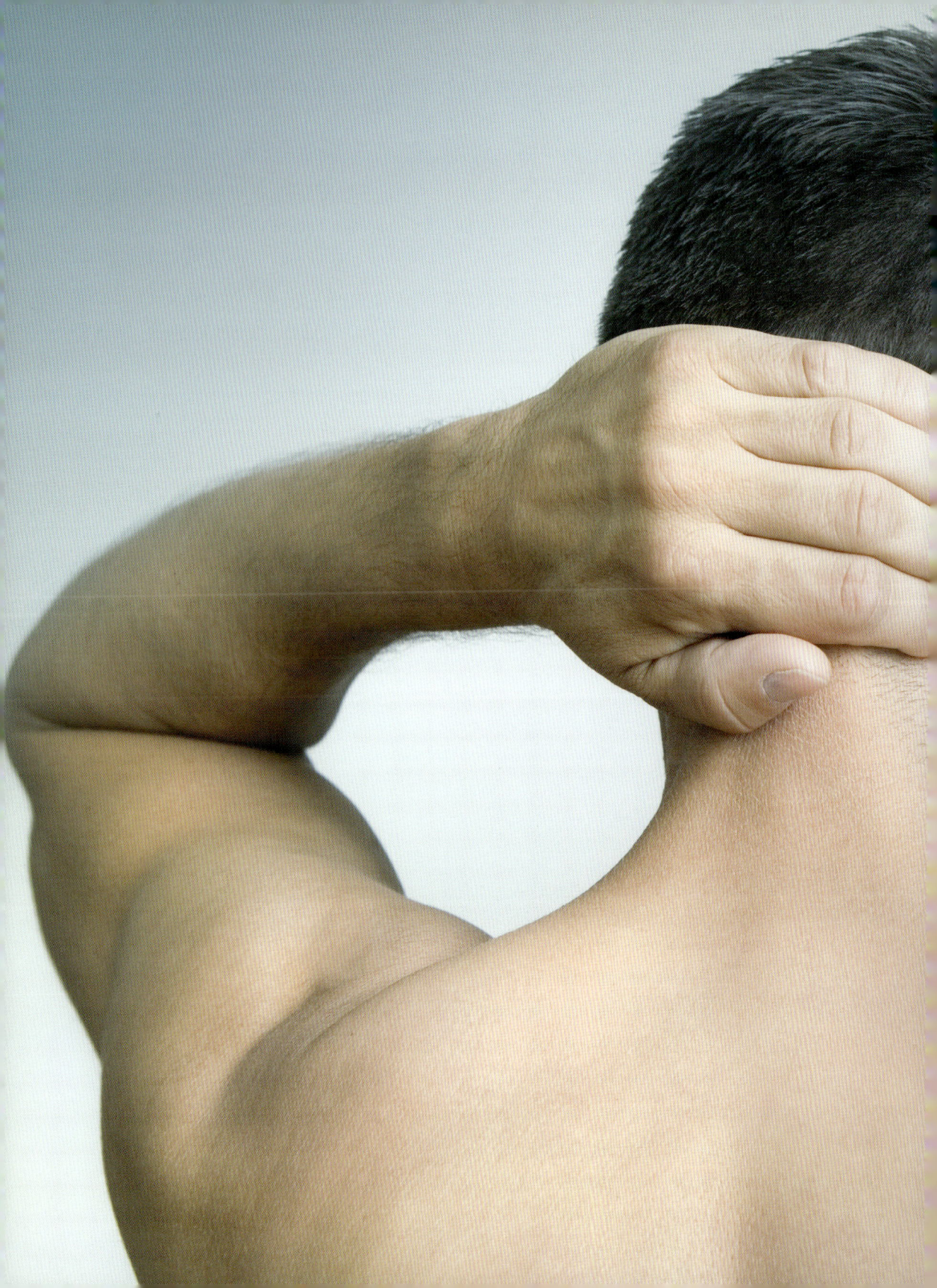

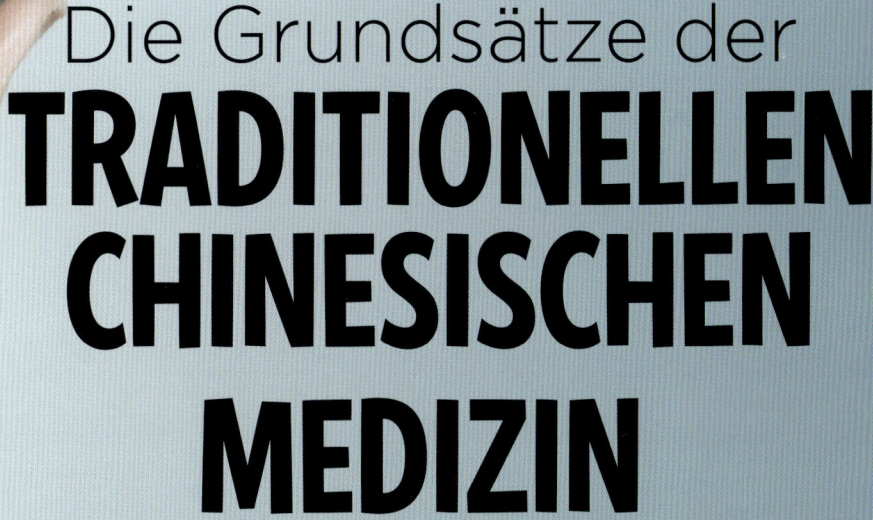

Die Grundsätze der
TRADITIONELLEN CHINESISCHEN MEDIZIN

Bevor wir Akupressur anwenden,
ist es wichtig, ein paar Grundsätze der
Traditionellen Chinesischen Medizin zu kennen.

Drei Schlüsselbegriffe

QI, YIN und YANG

Die Traditionelle Chinesische Medizin zielt darauf ab, unser Qi, unsere Lebenskraft, zu optimieren. In der chinesischen Tradition ist Qi die Quelle allen Lebens: Energie ist die Grundlage der Menschheit, der Anfang des Universums, zu dem auch wir Menschen gehören. Qi ist die Urkraft hinter jeglicher Art von Schöpfung, sämtliche Phänomene ergeben sich unmittelbar aus Bewegungen und Wandlungen des Qi. So ist das Leben eine einzige Aneinanderreihung von Wandlungen des Qi. Ob auf körperlicher, geistiger, emotionaler, intellektueller, sexueller oder spiritueller Ebene – alles entspringt dieser Lebenskraft. Der Körper kann eine gewisse Zeit ohne Nahrung und Wasser überleben, sogar ohne Sauerstoff, aber nicht ohne Qi – nur eine einzige Sekunde ohne Qi wäre tödlich. Denn Qi ist Leben! Zur Optimierung des Qi bedarf es eines Gleichgewichts zwischen Yin und Yang.

Im Daoismus sind Yin und Yang Gegensatz und Ergänzung zugleich. Sie treten entweder zusammen oder einzeln auf. Yin und Yang sind die Summe

Die Gegensatzpaare von Yin & Yang

Yang	Yin
WEISS	SCHWARZ
MÄNNLICH	WEIBLICH
SONNE	MOND
TAG	NACHT
OBEN	UNTEN
AUSSEN	INNEN
AUFSTEIGEND	ABFALLEND
BEWEGLICH	UNBEWEGLICH
BEGEISTERT	GEHEMMT
LEICHT	SCHWER
AUSDEHNEND	ZUSAMMENZIEHEND

zweier zusammengehöriger Gegensätze: weiß ist Yang, schwarz ist Yin; das Männliche ist Yang, das Weibliche ist Yin ... Aus Yin wird Yang, aus Yang wird Yin – am Ende steht alles in diesem universellen Konzept miteinander in Verbindung.

Das Symbol, das für Yin und Yang steht, ist bekannt und setzt sich aus den Kontrastfarben Schwarz und Weiß zusammen. In jeder Fläche erinnert ein Punkt in der anderen Farbe daran, dass beide Bereiche miteinander zusammenhängen, einander folgen und sich gegenseitig bedingen. Nichts ist zu 100 Prozent Yin, nichts zu 100 Prozent Yang, immer tragen beide einen Teil des jeweils anderen in sich. Ein Überschuss oder ein Mangel bei einem stört das Gleichgewicht zwischen beiden. Es ist eine Wechselbeziehung, in der keines der beiden Elemente ohne das andere sein kann und das eine das andere bedingt – zum Beispiel, wenn der Tag der Nacht weicht.

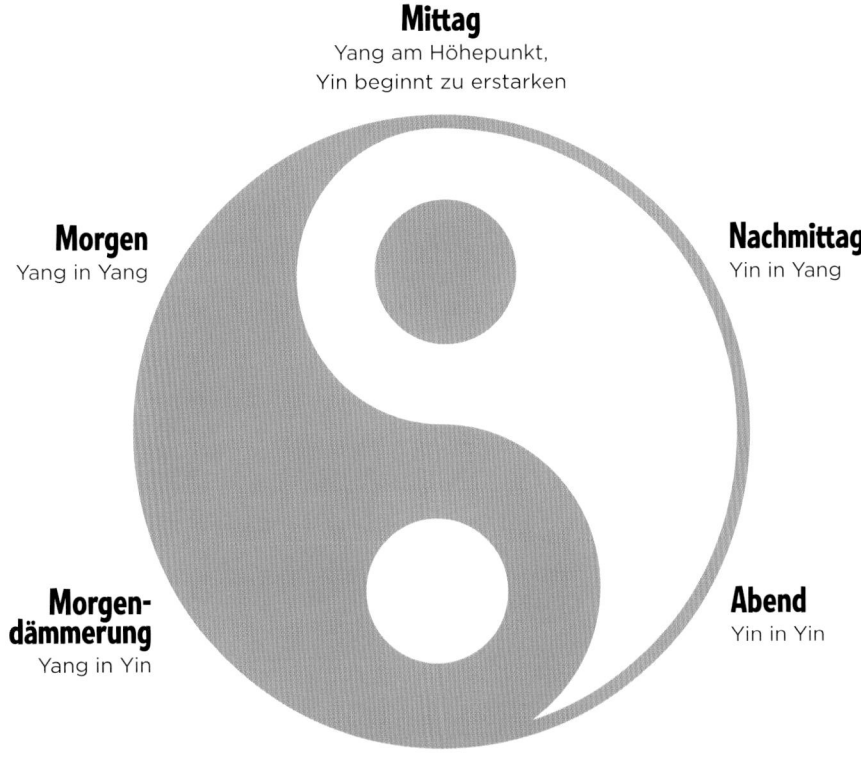

Mittag
Yang am Höhepunkt,
Yin beginnt zu erstarken

Morgen
Yang in Yang

Nachmittag
Yin in Yang

**Morgen-
dämmerung**
Yang in Yin

Abend
Yin in Yin

Mitternacht
Yin auf dem Höhepunkt,
Yang beginnt zu erstarken

Die 5-Elemente-Lehre

Das Wechselspiel zwischen Yin und Yang ist ein stetiger Wandlungsprozess. So ist der Tag in fünf Wandlungsphasen (Wu Xing) gegliedert: Am Morgen beginnt Yang zu erstarken und erlangt seinen Höhepunkt um die Mittagszeit, wonach es wieder schwächer wird und dem Yin weicht, dessen Höhepunkt um Mitternacht erreicht ist. Die Namen der fünf Wandlungsphasen symbolisieren den Charakter der Dynamik, die sie repräsentieren.

Jede Wandlung erzeugt die nächste nach einem festgelegten Muster: Das Element Holz erzeugt das Element Feuer, Feuer erzeugt Erde, Erde erzeugt Metall, das seinerseits Wasser erzeugt, das Holz erzeugt und so weiter. Dieser Prozess geht gleichzeitig mit gegenseitiger Kontrolle und Beherrschung einher. Jedes Element nährt und kontrolliert das jeweils andere: Holz kontrolliert Erde, Erde kontrolliert Wasser, Wasser kontrolliert Feuer, Feuer kontrolliert Metall und Metall kontrolliert Holz, und danach fängt der ganze Prozess wieder von vorne an.

FEUER
Feuer steht für Hitze, Aufstieg, Helligkeit und Leuchtkraft.

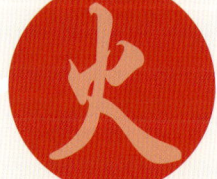

HOLZ
Die Energie von Holz ist aufsteigend und symbolisiert Wachstum und Entwicklung, Antrieb und Beweglichkeit.

ERDE
Erde ist Reife. Erde empfängt, erzeugt, transformiert und absorbiert.

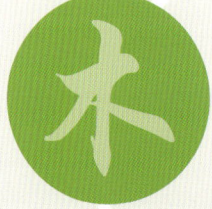

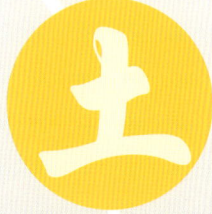

WASSER
Die Energie von Wasser ist absteigend und symbolisiert Kälte, Nüchternheit und Speicherung.

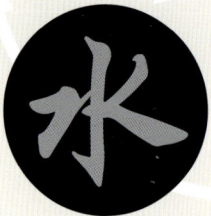

METALL
Metall ist eine verlangsamende, versteifende Energie. Metall internalisiert, verändert die Form und veredelt.

Dieser Prozess erklärt die physiologische Wechselwirkung zwischen den Organen und dem Darm, zwischen dem Menschen und der Welt. Das Leben ist Wandlung, und Wandlung muss reguliert und kontrolliert werden. Überschuss oder Mangel in einer der Wandlungsphasen stört das allgemeine Gleichgewicht.

Die Traditionelle Chinesische Medizin verbindet jedes Bauchorgan (wie Leber, Herz und Niere) und jedes Verdauungsorgan mit einem der Elemente:

- **Leber und Gallenblase mit Holz.**
- **Herz und Dünndarm mit Feuer.**
- **Milz und Magen mit Erde.**
- **Lunge und Dickdarm mit Metall.**
- **Niere und Blase mit Wasser.**

Die häufigsten Krankheitsursachen laut der Traditionellen Chinesischen Medizin

Gemäß der Traditionellen Chinesischen Medizin (TCM) entstehen Krankheiten durch ein Ungleichgewicht in einem oder in mehreren Organen oder dem Darm oder durch ein gestörtes Gleichgewicht im Kommunikationsnetzwerk der Energiebahnen (Meridianen). Ausgelöst wird ein solches Ungleichgewicht durch den Mangel, den Überfluss oder die Stagnation von Energie, die ihrerseits verschiedene Ursachen haben können wie etwa Wetterfaktoren (äußere Ursachen wie Wind, Kälte, Luftfeuchtigkeit, Hitze, Trockenheit) oder Emotionen (innere Ursachen wie Wut, Trauer, Schwermut, Furcht, Freude, Sorgen, Angst). Erschwerend hinzu kommen Faktoren wie etwa Stress, unausgewogene Ernährung, Verletzungen etc.

> **„Krankheiten entstehen durch ein Ungleichgewicht in einem oder in mehreren Organen oder dem Darm oder durch ein gestörtes Gleichgewicht im Kommunikationsnetzwerk der Energiebahnen (Meridianen)."**

Die TCM zählt Wind zu den häufigsten äußeren Krankheitsursachen. Wind steht in Verbindung mit der Leber, dem Osten, dem Frühling und dem Element Holz. Er hat unterschiedliche Facetten und entspricht dem negativen Qi, auf dem Krankheiten beruhen – in Kombination mit einem Ungleichgewicht zwischen Yin und Yang. Als Krankheitsursache kann Wind mit Kälte, Luftfeuchtigkeit, Hitze und Trockenheit einhergehen. Aufgrund seiner Beweglichkeit tut sich Wind leicht mit anderen negativen

Elementen wie Kälte, Kälte-Feuchtigkeit, Hitze und Trockenheit zusammen. Wind ist Yang, greift den Oberkörper (Kopf, Gesicht, Nacken, Haut) an und zieht unterschiedlichste Symptome nach sich: Erkältung, Kopfschmerzen, Rheuma, Muskelzittern, Zuckungen, Krämpfe, Schwindel oder Gleichgewichtsstörungen. Wind kann seine Stärke und Richtung abrupt ändern und zum Beispiel eine wandernde Hautreizung auslösen. Innerer Wind wird mit Funktionsstörungen der Leber, Zittern, Gleichgewichtsstörungen, Schwindel, Kontrakturen, Krämpfen und Zuckungen in Verbindung gebracht.

Der menschliche Körper:
die Wiedervereinigung der drei Schätze

Die drei Schätze in der chinesischen Tradition:

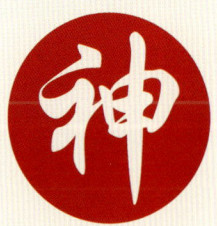

1 SHEN
In der Natur steht Yang für Himmel. Yang steigt herab, um sich im Herzen zu inkarnieren.

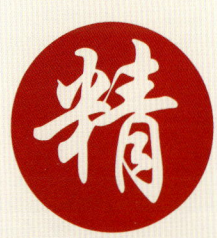

2 JING-QI
In der Natur verkörpert Yin die Erde. Yin steht für Leben, Inkarnation und befindet sich in den Nieren.

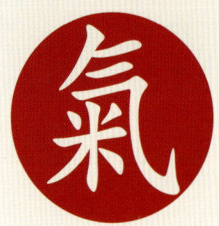

3 QI
Qi vereint das Jing-Yin (Erde) und das Shen-Yang (Himmel).

QI beginnt mit der Zeugung des fetalen Lebens: Es wird vom Qi aus den Nieren beider Eltern ererbt. Das ist das sogenannte vorgeburtliche Qi oder Qi des früheren Himmels. Gleich nach der Geburt fängt der Mensch an, Nahrung aus der (äußeren) Umgebung aufzunehmen, um sein Qi zu nähren: Das ist das nachgeburtliche Qi oder die Energie des späteren Himmels. Dieses Qi wird aus der Nahrung und aus der inhalierten Luft aufgenommen. Das vor- und das nachgeburtliche Qi sind zwei verschiedene Quellen des einen Qi.

JING ODER JING-QI ist die Lebenskraft. Sie lässt Materie entstehen und ermöglicht die Entwicklung, Regeneration, Revitalisierung, Instandhaltung und Reproduktion des Körpers. Sie wird von den Eltern bei der Zeugung übertragen und enthält das familiäre Erbgut, das unsere ethnischen Eigenschaften, psycho-emotionalen Muster und unser energetisches, organisches, reproduktives und spirituelles Potenzial umfasst. Das Jing befindet sich in den Nieren. Wie ein Unternehmer (unsere Inkarnation) kann jeder Mensch dafür sorgen, dass es seinem Unternehmen, seinem Jing, gut geht, oder er kann es vernachlässigen und in den Ruin treiben (frühzeitiges Ableben).

Das Jing ist begrenzt und nicht erneuerbar. Es ist die Grundlage eines langen Lebens. Es ist wie eine brennende Kerze: Ihr Licht steht für Feuer, das Yang des Lebens, während ihr Wachs das Jing symbolisiert. Die Flamme stellt die Umwandlung von Jing in Energie dar, ohne die es kein blühendes Leben gibt. Auch steht die Kerze für Lebenszeit und ist abhängig von ihrer Größe. Nehmen wir flüssige und feste Nahrung und Luft zu uns, nähren wir dieses Wachs, das sich unter der Flamme befindet. Das heißt: Je besser wir uns ernähren und je besser wir atmen, umso mehr verlängern wir unsere Leben.

SHEN ist die Quintessenz des Qi, die Urkraft des Lebens und seelischer Zufluss. Es ist Teil der kosmischen, göttlichen Kraft des Himmels, die wir in uns tragen und die bei der Geburt in unserem Herzen leibhaftig wird. Merkmale wie ein gesunder Teint, klare, ausdrucksvolle Augen, eine ruhige Stimme und Atmung, klare Sprache sowie eine straffe, stabile Haltung zeigen, dass das Shen im Gleichgewicht ist. All diese Merkmale verraten uns etwas über das Gleichgewicht zwischen Qi und Blut, die inneren Organe und den Zustand von Körper und Geist. In der TCM besteht eine enge Verbindung zwischen Herz und Geist: Das Herz (welches das Blut, die Blutgefäße und unsere geistigen, emotionalen und seelischen Aktivitäten kontrolliert) ist der Sitz des Shen. Herz und innere Organe sind unlöslich miteinander verbunden: Das Herz, ein mit Blut gefülltes Organ und somit tastbar, ist Yin, das nicht tastbare Shen ist Yang. Das Herz ist das Zentrum, das die Wahrnehmungen des Körpers lenkt. Es interpretiert Schmerz – der Ausdruck von Ungleichgewicht zwischen Qi und Blut – und reagiert, indem es Alarm schlägt. Somit ist auch die Verbindung von Herz und Gehirn in der TCM erklärt, wenn es um physische, psychische und mentale Schmerzen geht. Durch regelmäßige Selbstbehandlung der wichtigsten Shen-Punkte (wie Punkt **Pe6**, siehe S. 52) lassen sich Gleichmut und ein langes Leben erreichen.

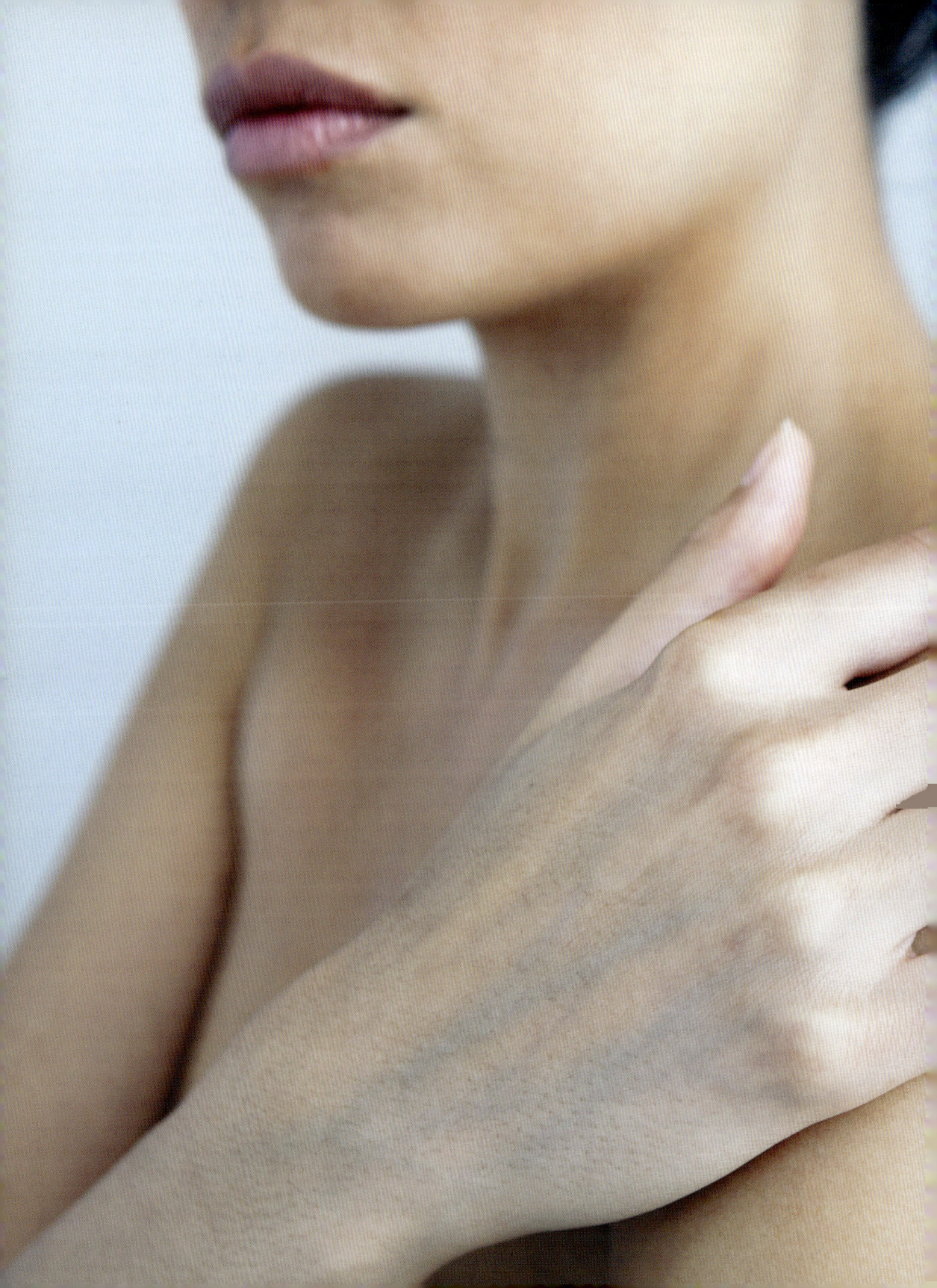

2

Was ist
AKUPRESSUR?

Wie Akupunktur zielt Akupressur darauf ab,
dass Blut, Körperflüssigkeiten und Qi frei und
ungestört zwischen Yin und Yang fließen und die
Stoffwechselfunktion des Körpers funktioniert.
Um all dies zu erreichen, werden Punkte auf
den körpereigenen Energiebahnen,
den Meridianen, behandelt.

Das Netz von Meridianen und Energiepunkten

Das Netz der zwölf Hauptmeridiane

Die Meridiane sind ein dichtes Netz von miteinander verwobenen Leitbahnen zwischen den inneren Organen, die auch den Austausch mit der Körperoberfläche und unserer Umgebung regeln. Es gibt zwölf Hauptmeridiane, die einen kontinuierlichen Kreislauf im Körper gewährleisten. Der menschliche Körper ist eng mit ihnen verbunden, außerdem bestehen auch zwischen ihnen Verbindungen. Das Qi und das Blut fließen in ihnen und sie helfen dabei, unser Yin und Yang, die Organe und den Darm zu regulieren. Die Meridiane bilden die übergeordnete Struktur und regeln die komplexe Kommunikation zwischen den Körperteilen. So gesehen ist der Mensch gemäß der chinesischen Tradition untrennbar mit seiner Umgebung verbunden. Die Selbstmassage soll helfen, das Netzwerk zu harmonisieren und das innere Gleichgewicht aufrechtzuerhalten.

DIE HAUPTMERIDIANE ZU DEN
fünf Organen:

- der Lebermeridian (**Le**)
- der Lungenmeridian (**Lu**)
- der Herzmeridian (**He**)
- der Milz-/Bauchspeicheldrüsenmeridian (**Mi**)
- der Nierenmeridian (**Ni**)

DIE HAUPTMERIDIANE ZU DEN
fünf Verdauungsorganen:

- der Magenmeridian (**Ma**)
- der Dünndarmmeridian (**Dü**)
- der Gallenblasenmeridian (**Gb**)
- der Dickdarmmeridian (**Di**)
- der Blasenmeridian (**Bl**)

DIE HAUPTMERIDIANE ZU DEN
zwei speziellen Funktionen:

- der Perikard-(Herzbeutel-)meridian (**Pe**)
- der Dreifach-Erwärmer-Meridian (**3E**)

Steht in Verbindung mit dem Lymphsystem und der Wärmeregulierung.

Auf all diesen Meridianen liegen zahllose Energiepunkte, insgesamt 361. Im Chinesischen hat jeder dieser Energiepunkte einen eigenen Namen (zum Beispiel heißt Punkt **Ma36** *Zu San Li*), während in der westlichen Welt ein Kürzel aus Buchstaben und Zahlen verwendet wird (Punkt **Ma36** ist Punkt 36 auf dem Magenmeridian).

Das Netz der acht außerordentlichen Gefäße

Neben den zwölf Hauptmeridianen gibt es noch acht außerordentliche Gefäße, auch Wundermeridiane genannt. Anders als die Hauptmeridiane stehen diese nicht in Verbindung zu den Organen. Außerdem sind sie nicht von den Hauptrichtungen der Hauptmeridiane abhängig und besitzen selbst keine Akupressurpunkte. Sie sind eher wie ein See in das Netz der Hauptmeridiane eingebunden, übernehmen bei der Kontrolle von Qi und Blut, das von den Hauptmeridianen austritt, die Rolle eines Reservoirs und bilden eine Art Sicherungssystem, wenn das Hauptsystem mal schwächelt. Punkte auf zwei solchen Gefäßen – dem Gouverneursgefäß und dem Konzeptionsgefäß – werden in diesem Buch angesprochen.

Die Lokalisierung der Akupressurpunkte

Für die Lokalisierung der Punkte, die man massieren möchte, wird eine spezielle Maßeinheit verwendet – Cun. Ein Cun bezeichnet die Länge des zweiten Glieds des Mittelfingers, wenn der Finger gebogen ist. Dies hat den Vorteil, dass die Maßeinheit auf die jeweilige Anatomie abgestimmt ist und somit individuell richtig ist. Es können auch andere Maße verwendet werden, wenn der Daumen oder andere Finger zum Messen herangezogen werden (siehe Abb. unten). Auf jeden Fall gibt es bezogen auf den Körper einige Abstände, die feststehen (siehe Abb. S. 20).

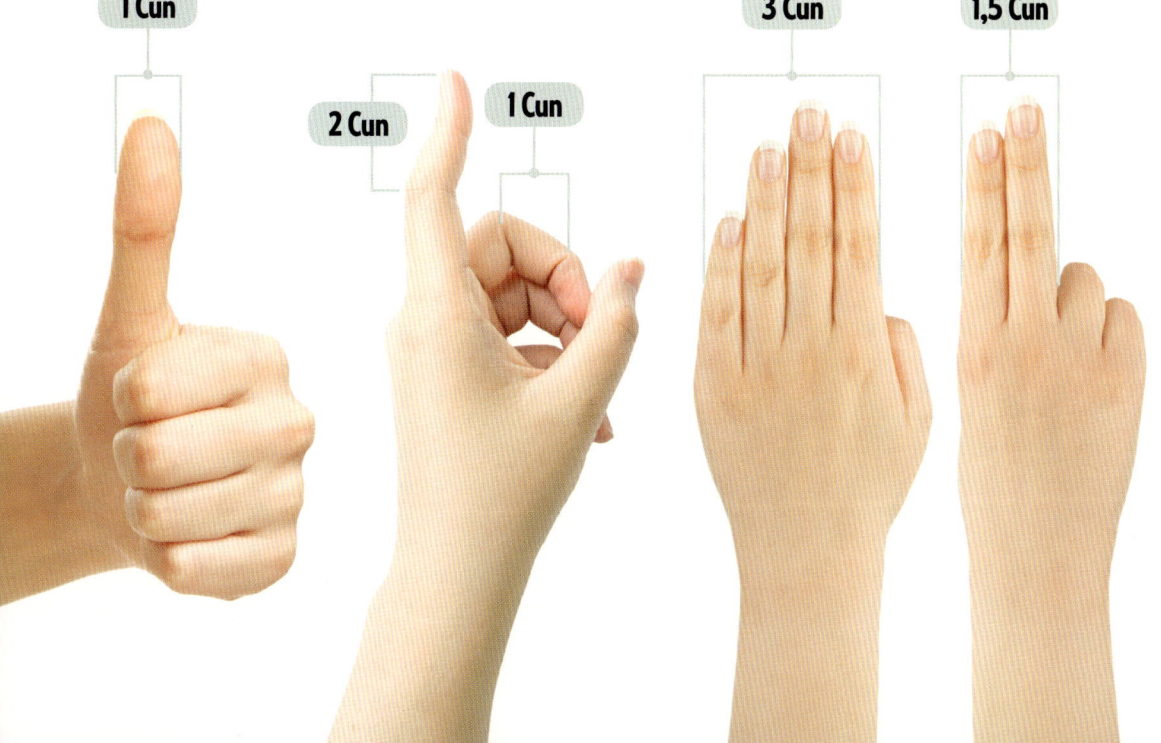

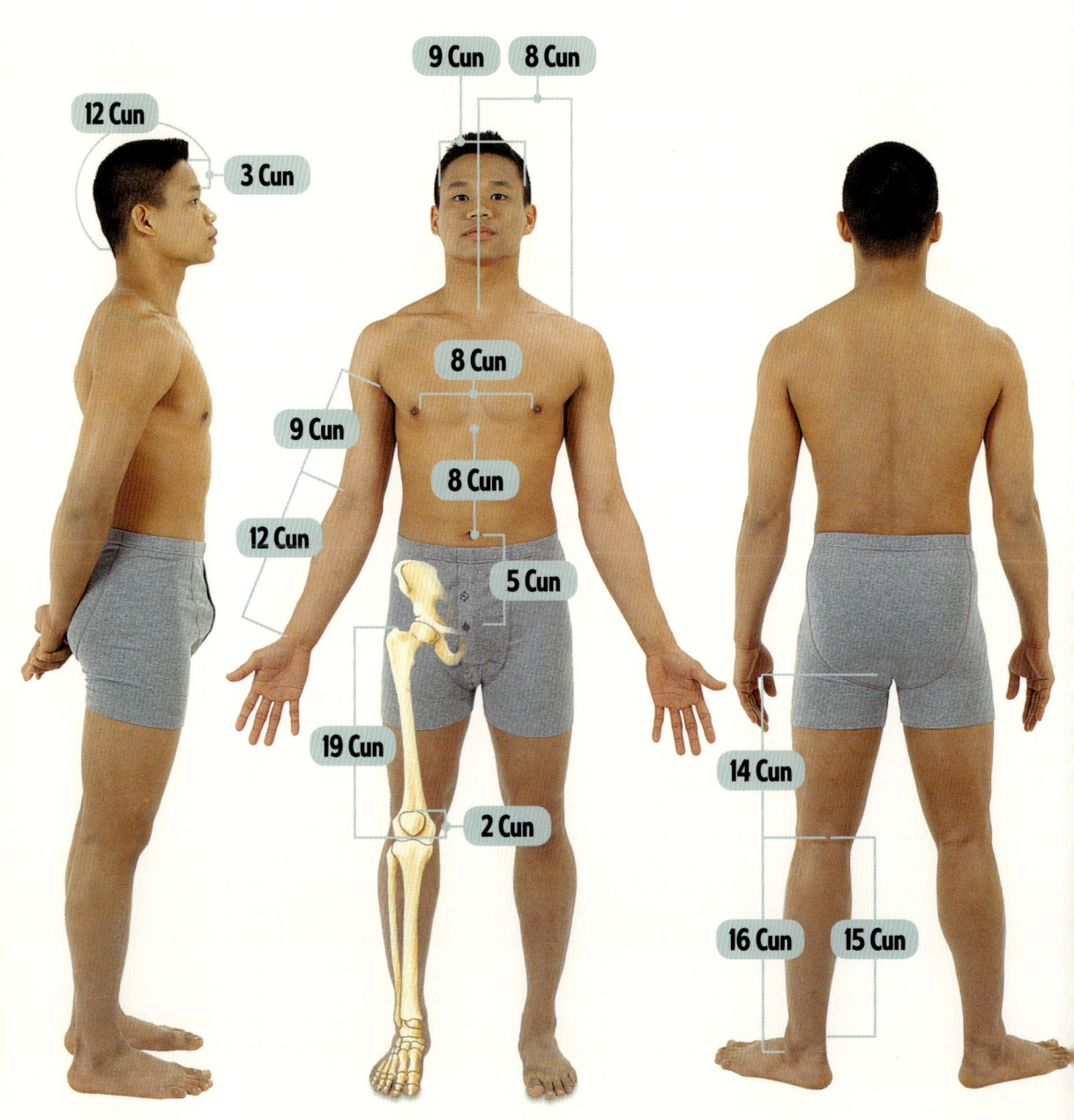

12 Cun

3 Cun

9 Cun

8 Cun

8 Cun

9 Cun

12 Cun

8 Cun

5 Cun

19 Cun

2 Cun

14 Cun

16 Cun

15 Cun

Wozu dient Akupressur?

Akupressur hat viele Vorteile. Sie kann:

- **körperliche und emotionale Blockaden**, die Quellen von Schmerz, lösen oder Leiden lindern. Akupressur beeinflusst die Verdauung, Ausscheidung, Atmung und auch den körperlichen und sexuellen Tonus positiv.

- **die Gesundheit verbessern**, indem das Immunsystem gestärkt wird. So hat Akupressur auch präventive Wirkung.

- **die Beweglichkeit verbessern.** Selbstmassage hat auch einen positiven Effekt auf Bänder und Gelenke. Durch ihre Stärkung wachsen die Körperkraft und Widerstandsfähigkeit, und es werden die Abwehrkräfte gegen Erkrankungen gesteigert.

- **unsere Lebenszeit verlängern.** Akupressur als Präventivmaßnahme hat eine lebensverlängernde Wirkung. Einige Punkte (wie **Pe6**) sind in dieser Hinsicht von besonderer Bedeutung.

- **für innere Ruhe und Gelassenheit sorgen.** Akupressur stärkt das Selbstwertgefühl, das Selbstbewusstsein, die Selbstachtung, die Lebensfreude und auch die Motivation. Akupressur kann daher auch vor Prüfungen, Bewerbungsgesprächen, Versammlungen, dem ersten Date oder einer Präsentation vor Publikum sinnvoll sein – eigentlich vor jedem wichtigen Ereignis, das einem Angst macht und das man nur schafft, wenn man sich vorher beruhigt.

Was auch immer jeden Einzelnen dazu veranlasst, Akupressur trägt immer dazu bei, die eigene Mitte und die innere Ruhe wiederzufinden und uns vor Angriffen aus der Welt um uns herum zu schützen, indem wir stark und ruhig bleiben. Kurz: Akupressur macht gesund, stärkt den Körper und fördert einen ruhigen, leistungsfähigen Geist.

Die Wirkung von Akupressur auf Schmerzen

Laut der Traditionellen Chinesischen Medizin liegt die Hauptursache von Schmerzen in der Stagnation von Qi und Blut. Auslöser sind ungesunde Ernährung, Verletzungen, eine angeborene Schwäche des Qi, Stress, ungesunder Lebensstil und emotionale Faktoren wie ein Übermaß an Freude, Angst, Sorgen, Zorn, Trauer usw. Auch externe Faktoren wie Wind, Kälte, Hitze, Luftfeuchtigkeit und Trockenheit spielen eine Rolle. Die Blockade des Qi führt zu einer Unterversorgung von Zellen, Gewebe, Muskulatur, Organen und Drüsen. Normalerweise erholt sich der Körper wieder schnell davon. Ist dieses Ungleichgewicht jedoch von Dauer oder sehr intensiv oder ist der Körper geschwächt, dann kann das Qi nicht mehr richtig fließen. Diverse Symptome, in erster Linie Schmerzen, können die Folge sein. Schmerzen sind ein natürliches Alarmsignal, das der Körper als Zeichen der Blockade aussendet.

Wichtig ist, dass das Qi frei im ganzen Körper fließen kann – wie Wasser durch einen Gartenschlauch: Ist der Schlauch blockiert, wird die Pflanze zu wenig Wasser erhalten und weder wachsen noch blühen. Akupunktur und Akupressur sind eine Alternative zu den klassischen Schmerztherapien, da sie die Ursache des Problems anpacken – ganz ohne Nebenwirkungen. Ist der Grund für die Schmerzen einmal beseitigt, kann sich der Körper von innen heraus regenerieren. Die Weltgesundheitsorganisation WHO hat die Vorteile von Akupunktur bei der Behandlung und Beseitigung von Schmerzen in diversen Bereichen (Nackenschmerzen, Ischias, Verstauchungen, Tennisarm, Kopfschmerzen und Hexenschuss) bestätigt.

Wem kann Akupressur helfen?

Akupressur ist für jeden etwas: für Kinder wie Erwachsene, Jung und Alt, für hyperaktive Menschen auf der Suche nach innerer Ruhe und Gelassenheit genauso wie für Menschen, die erschöpft und kraftlos sind und ihr Energiedepot auffüllen wollen.

Dennoch ist manchmal Vorsicht geboten:

• **Bei Babys und Kindern:** Da ihr Energiehaushalt in der Wachstumsphase anders ist als bei Erwachsenen, wird Akupressur fast ausschließlich im Bereich der Hände und des Gesichts angewandt.

• **Bei älteren Menschen:** Für sie ist die Moxa-Therapie eine gängige Behandlung. Diese Methode, die auf die Reizung der wichtigsten Punkte mit Wärme setzt, ist ein wirksames Mittel zur Verbesserung des Körpertonus (siehe S. 32).

• **Bei Schwangeren** kann Akupressur sehr hilfreich sein bei der Bekämpfung typischer Leiden wie etwa Übelkeit. Dennoch ist Vorsicht angesagt, da bestimmte Punkte während der Schwangerschaft nicht behandelt werden dürfen: Von den zwölf Punkten in diesem Buch sind einige während der gesamten Schwangerschaft tabu! Dies trifft unter anderem auf **Di4** und **Mi6** zu, während **Ren6** erst ab dem dritten Monat ausscheidet. Außerdem dürfen Punkte im unteren Bauch oder im Lendenwirbelbereich nicht behandelt werden. Und im Lymphbereich – Hals, Leiste, Ohren und Brust (neben den Achselhöhlen) – sollten Berührung und Druck behutsamer erfolgen. Achten Sie immer auf Ihren Körper.

• **Bei kranken Menschen und/oder Menschen in medizinischer Behandlung.** Sie sollten erst Ihren Arzt fragen, bevor Sie diese Selbstmassagemethode anwenden. Menschen mit schweren Erkrankungen wie etwa Darmkrebs, Tuberkulose, Herzerkrankungen, Leukämie, Epilepsie oder schweren Nervenleiden sollten Akupressur nicht im Bereich des Bauches bzw. Unterleibs anwenden. Gleiches gilt für Menschen mit Herzschrittmacher.

Zudem sollte man folgende Vorsichtsmaßnahmen beachten:

• Wer eine **schwere Brandwunde** hat, sollte erst Druck auf die betroffene Stelle ausüben, wenn die Wunde völlig verheilt ist.

• Akupressur im Bereich **einer frischen Narbe** oder eines Tumors ist tabu.

• **Bei einer frischen Wunde oder an einer gerade operierten Stelle** sollte eine Schonzeit von einem Monat beachtet werden. Danach darf der Druck nur langsam erhöht werden, damit das verletzte Gewebe sich sukzessive erholen kann. An druckempfindlichen Stellen nur maßvoll Druck ausüben.

• Wenden Sie bei sich oder anderen Personen keine Akupressur an, **wenn Sie wütend sind oder unter Drogen- und/oder Alkoholeinfluss stehen.**

Muss man an Akupressur glauben, damit sie wirkt?

Definitiv nicht! Es ist erwiesen, dass Akupressur sogar bei Tieren wirkt. Wenn eine Katze oder ein Hund an einer bestimmten Stelle Schmerzen hat, lässt sich das Tier dort gerne massieren. Aber natürlich gilt das auch für Akupressur: Wenn sie mit Überzeugung und positiver Herangehensweise angewandt wird, wirkt sie schneller. Eine zielgerichtete Behandlung verbessert das Ergebnis.

WICHTIGER HINWEIS!
Manchmal kann Akupressur zu schmerzhaft sein oder gar Übelkeit oder Kopfschmerzen auslösen. In solchen Fällen sollte man dem Körper gegenüber sehr achtsam sein und den Druck dem persönlichen Empfinden anpassen.

Wie sieht die richtige Selbstmassage aus?

Das Schöne an Selbstmassage ist, dass sie ganz ohne Geräte auskommt. Um Druck anzuwenden, benötigt man nur den Daumen, die Fingerspitzen oder Fingerknöchel. Wer will, kann sich einen Massagestab (aus Holz oder Glas) zulegen oder einen Stift oder Kugelschreiber verwenden.

Es gibt drei Arten, die Akupressurpunkte zu massieren:

1 Die Massage **gegen den Uhrzeigersinn** und mit wenig Druck. Das Ziel: die Energieblockaden lösen, die für die auftretenden Schmerzen oder Symptome verantwortlich sind.

2 Die Massage **im Uhrzeigersinn** sanft und in der Regel nur mit dem Daumen. Mit dieser Methode werden Mangelerscheinungen behandelt.

3 Die Massage **in jede Richtung** und mit mittlerem Druck (nicht zu wenig, nicht zu viel). Anders als die beiden anderen Methoden wird diese Massage nicht zielgerichtet vorgenommen. Wer sich unsicher ist, welche Methode die richtige ist, sollte sich für diese entscheiden.

Bei Akupressur geht es nicht darum, schnell und nebenbei bestimmte Punkte zu massieren. Die beste Wirkung erzielt man, wenn man sich gründlich vorbereitet und ein paar Regeln befolgt.

ENTSPANNUNG

Suchen Sie sich einen ruhigen, geräumigen Platz – fernab von Fernseher, PC und Tablet. Schalten Sie Ihr Handy aus, zünden Sie eine Kerze und ein Räucherstäbchen an oder verwenden Sie etwas ätherisches Öl (wie etwa Lavendel). Legen Sie Entspannungsmusik auf.

VISUALISIEREN

Durch das Visualisieren erhöhen Sie die Wirkung Ihrer Massage – denn Energie folgt den Gedanken. Visualisieren Sie Ihren Körper, Ihre Bewegungen und die Punkte, die Sie massieren werden. Stellen Sie sich während der Massage einen Kreis in Türkis (Farbe mit heilender Wirkung) um den Punkt herum vor. Stellen Sie sich vor, dass Sie zum Beispiel die Farbe Schwarz wegmassieren und der Bereich sich in goldenes Licht verwandelt.

MEDITATION

Eine kurze einfache Meditation vor der Selbstmassage wirkt sich vorteilhaft auf das Shen (Geist) aus, denn sie beruhigt. Setzen Sie sich bequem auf einen Stuhl, mit den Füßen auf dem Boden. Schließen Sie Ihre Augen, entspannen Sie Ihre Schultern, atmen Sie ruhig und stellen Sie sich einen goldenen Faden über Ihrem Kopf vor. Spüren Sie Ihre Füße fest am Boden und stellen Sie sich vor, dass ein goldenes Licht über Ihren Kopf in Ihren Körper eindringt, sich dort verteilt und die körperlichen, emotionalen und organischen Unreinheiten in den Boden zurückdrängt, damit sie sich dort verwandeln. Mit jedem Atemstoß fließt das goldene Licht des Himmels bis zu Ihren Füßen – ein Zyklus der Selbstheilung. Sie können diese Übung natürlich auch im Stehen machen wie eine Qi-Gong-Übung. Denken Sie daran: Energie folgt den Gedanken, wo Gedanken fließen, fließt auch Energie. Unser Gehirn unterscheidet da nicht zwischen Realität und Vorstellung.

ATMUNG

Die Atmung ist von großer Bedeutung. Sie hilft, Energie zu harmonisieren, das Herz (als Zentrale unserer Emotionen) zu regulieren und beeinflusst auch unser Nervensystem. Entscheidend ist, dass man sich der engen Beziehung zwischen Herz und Gehirn – der Herzkohärenz – bewusst ist. In Stresssituationen treten Emotionen auf – ein Prozess, der sich auf unser Herz auswirkt, das nämlich anfängt, schneller zu schlagen. Umgekehrt hat eine ruhige Atmung positiven Einfluss auf den Herzrhythmus und somit auch auf das Gehirn und Nervensystem. Das Ziel der Herzkohärenz ist es deshalb zu lernen, ruhig zu bleiben, indem wir unsere Atmung kontrollieren. Übungsbeispiel: Atmen Sie fünf Minuten lang tief und lang ein und aus. Beim Einatmen weiten Sie den Bauch, beim Ausatmen ziehen Sie ihn ein.

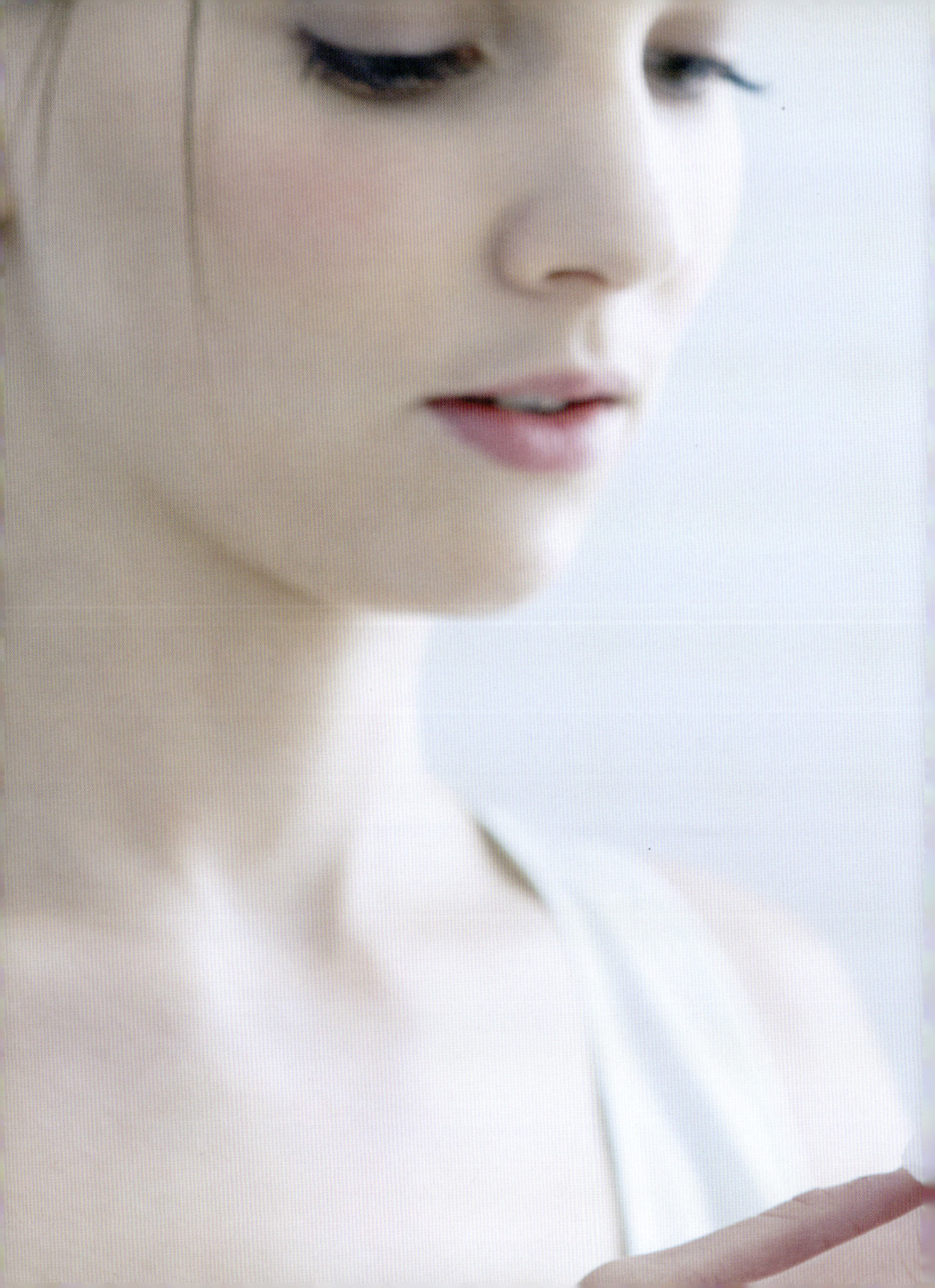

3

Ergänzende
TECHNIKEN

- ätherische Öle
- Moxibustion oder Moxa-Therapie

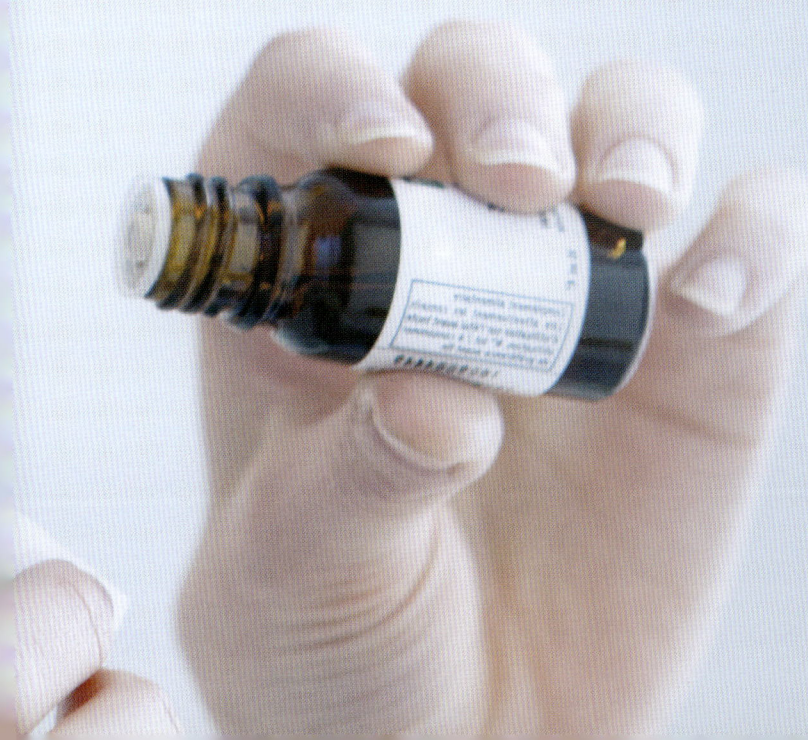

Ätherische Öle

Ätherische Öle sind flüchtige, aus Teilen von Aromapflanzen (Blättern, Blüten, Schalen, Holz, Rinde, Körnern, Kiefernnadeln …) gewonnene Substanzen. Ätherische Öle sind flüssig und duften sehr stark, und jedes hat eine eigene chemische Zusammensetzung. Die therapeutische Anwendung von Essenzen und Aromapflanzen war bereits vor mehr als zwei Jahrtausenden, vor allem in China, gängig (zur Bekämpfung von Epidemien verwendete man beispielsweise Pflanzenteile vom Zimtbaum, Pfefferstrauch, Ingwerwurzel etc.). Auch heute noch finden ätherische Öle in der TCM in vielen Bereichen Anwendung.

Ätherische Öle sind vielseitig einsetzbar:

INNERLICH – also durch die Einnahme. Dabei gibt es verschiedene Möglichkeiten: Sie können einige Tropfen ätherisches Öl direkt unter die Zunge träufeln (in gewissen Fällen) oder auf eine geschmacksneutrale Tablette oder einen Zuckerwürfel geben und diesen im Mund auflösen lassen. Alternativ kann man das ätherische Öl auch mit etwas Honig oder Pflanzenöl vermischen.

HINWEIS: Lesen Sie vor der Anwendung immer erst die Verpackungs- angaben, denn viele ätherischen Öle sind zur Einnahme nicht geeignet.

ÄUSSERLICH – für Massagezwecke, zum Inhalieren oder als Raumduft. Zur Anwendung auf der Haut muss ätherisches Öl erst mit einem sogenannten Trägeröl (Mandelöl, Olivenöl oder Traubenkernöl) ver- mischt werden. Nur bei bestimmten Anwendungsbereichen können einige ätherische Öle auch unverdünnt verwendet werden. Dann dringen die Essenzen langsam über die Poren in die Haut ein und werden über die Blutbahn dem betreffenden Organ oder Bereich zugeführt. Dieser Prozess wird auch als „Tropismus" bezeichnet. Das jeweilige Ziel ist in diesem Buch unter „Anwendungsbereiche" (siehe folgende Seiten) angedeutet. Aufgrund ihrer aktiven Molekularstruktur beeinflussen ätherische Öle den physikalischen, mentalen, seelischen und emotio- nalen Bereich des Körpers. Die Anwendung von ätherischem Öl auf Akupressurpunkte verstärkt den beabsichtigten Reiz.

„Aufgrund ihrer aktiven Molekularstruktur beeinflussen ätherische Öle den physikalischen, mentalen, emotionalen und seelischen Bereich des Körpers."

Ätherische Öle: Beispiele und Anwendungsbereiche

- Lunge: Blauer Eukalyptus (*Eucalyptus globulus*), Niaouli-Baum (*Melaleuca viridifolia*)
- Milz/Bauchspeicheldrüse: Rosengeranium (*Pelargonium „Graveolens"*)
- Gallenblase: Pfefferminz (*Mentha x piperita*) und Rosmarin (*Rosmarinus officinalis*)
- Prostata: Sandelholz (*Santalum album*)
- Blase: Wacholder (*Juniperus*), Oregano (*Origanum vulgare*)

WICHTIGER HINWEIS!
Kühl und lichtgeschützt in einem Behältnis aus Braunglas aufbewahrt, sind ätherische Öle im Schnitt zwei bis fünf Jahre haltbar. Um Oxidierung und damit das Schlechtwerden der Öle zu verhindern, sollten Fläschchen nach Verwendung der Öle sofort wieder verschlossen werden.

Ätherische Öle können auch an die Raumluft abgegeben werden und tragen so zur Reinigung der Raumluft bei, oder wirken sich schlaffördernd aus. Außerdem sind sie zum Inhalieren geeignet, so etwa nach einem Schockerlebnis, zur Konzentrationssteigerung, Bekämpfung von Migräne oder einfach zur Verbesserung des Wohlbefindens.

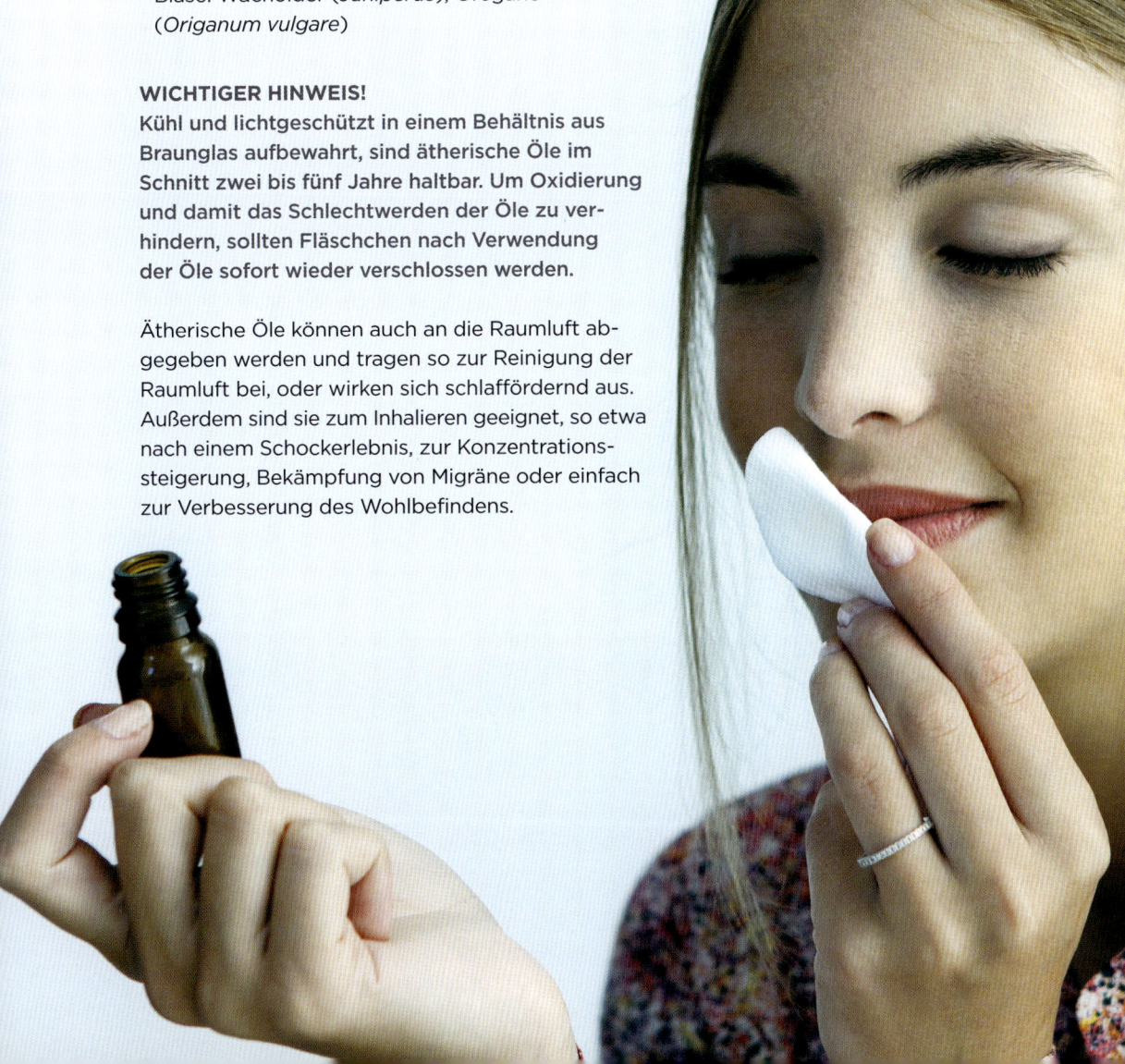

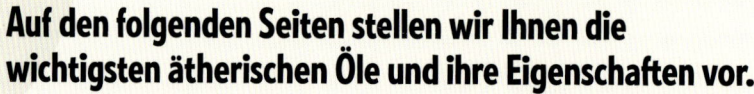

Auf den folgenden Seiten stellen wir Ihnen die wichtigsten ätherischen Öle und ihre Eigenschaften vor.

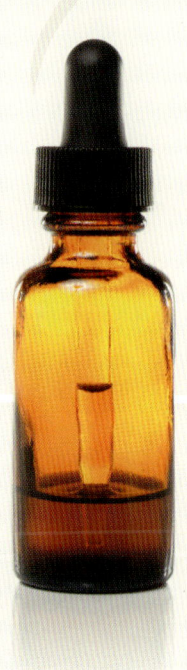

Eucalyptus radiata wird grundsätzlich nur für die Behandlung der oberen Atemwege verwendet. Dieses Öl wirkt im Nasen-Rachen-Raum und bekämpft Viruserkrankungen. Mit seinem subtilen, frischen Duft ist dieses Öl, gerade für Inhalationen, eines der angenehmsten Eukalyptusöle und weniger penetrant als das Öl des Blauen Eukalyptus. Es ist ein sehr wirksames Mittel gegen typische Wintererkrankungen wie Bronchitis, Erkältung, Grippe, Nasopharyngitis und Nasennebenhöhlenentzündung.

Anwendung: Das Öl wird (verdünnt mit etwas Pflanzenöl) auf die Haut aufgetragen, zum Inhalieren in einen Topf mit heißem Wasser gegeben (1 Tropfen) oder per Diffusion in Räumen verwendet (immer zusammen mit einem anderen, die Schleimhäute nicht reizenden ätherischen Öl).

Achtung! Nicht geeignet für die Behandlung von Kindern unter 6 Jahren und Schwangeren. Dieses Öl sollte immer mit etwas Pflanzenöl verdünnt werden, da es die Schleimhäute reizen kann.

Ingweröl (*Zingiber officinalis*) empfiehlt sich vor allem für die Behandlung von leichten Verdauungsstörungen (wie etwa Übelkeit, Erbrechen, Reisekrankheit) und Erschöpfung.

Anwendung: zum Auftragen auf die Haut (nach Verdünnung mit etwas Pflanzenöl!), zum Inhalieren oder per Diffusion in Räumen

Achtung! Das Öl darf nicht in den ersten drei Schwangerschaftsmonaten, während des Stillens und bei Kindern unter 3 Jahren verwendet werden.

Rosemarinöl (*Rosmarinus officinalis L. cineoliferum*) empfiehlt sich für die Behandlung von allen Atemwegsinfektionen und kann auch präventiv angewendet werden.

Anwendung: per Diffusion im Raum zur Reinigung der Luft oder zum Auftragen auf die Haut (verdünnt mit Pflanzenöl).

Teebaumöl (*Melaleuca alternifolia*) ist ein Bakterizid mit antibakteriellen, antiviralen und antimykotischen Eigenschaften und kann alle Arten von Keimen abtöten.

Anwendung: zum Auftragen auf die Haut (nach Verdünnung mit etwas Pflanzenöl); auch per Diffusion in Räumen, jedoch zusammen mit einem anderen Öl mit angenehmerem Duft (Teebaumöl riecht etwas streng)

Zypressenöl (*Cupressus sempervirens*) wird vor allem wegen seiner positiven Wirkung auf den Blutkreislauf und den Atmungsapparat und wegen seiner abschwellenden Eigenschaften verwendet.

Anwendung: zum Auftragen auf die Haut (nach Verdünnung mit etwas Pflanzenöl)

Achtung! Nicht geeignet für schwangere oder stillende Frauen und ebenso wenig für Krebspatienten.

Schwarzfichtenöl (*Picea mariana*) wirkt wie ein natürliches Hormon und ist ideal zum Beleben der Nieren- und Körperenergie – zum Beispiel während einer Genesungszeit.

Anwendung: kann unverdünnt zur Massage des Solarplexus und der Nebennieren benutzt werden.

Achtung! Dieses Öl kann Hautreizungen verursachen und darf nicht in der frühen Schwangerschaft und bei Kindern angewendet werden.

Pfefferminzöl (*Mentha piperita*) hilft wegen seiner schmerzlindernden Eigenschaften (bei Beulen, Migräne, Ischias, Sehnenscheidenentzündung etc.), der verdauungsfördernden Eigenschaften (bei Verdauungsstörungen, Übelkeit, Erbrechen) und der belebenden Eigenschaften (bei Fatigue). Außerdem ist das Öl wirksam bei Hauterkrankungen (wie Ekzem und Nesselsucht) sowie Infektionen im HNO-Bereich.

Anwendung: Dieses Öl sollte lokal in einem begrenzten Bereich angewendet werden, kann auch innerlich verwendet werden (1 Tropfen unter die Zunge bei Übelkeit).

Achtung! Nicht geeignet für Kinder unter 8 Jahren, schwangere und stillende Frauen. Nicht im Bereich der Augen anwenden, um Augenreizungen zu vermeiden.

Nardenöl (*Nardostachys jatamansi*) hat sehr gute beruhigende Eigenschaften und ist vor allem wirksam bei starken Emotionen. Außerdem wird es wegen seiner venentonisierenden Eigenschaften (es fördert die Venenzirkulation) eingesetzt, zum Beispiel bei Krampfadern und Hämorrhoiden.

Anwendung: lokal auf dem Solarplexus

Niaouli-Öl (*Melaleuca quinquenervia*) wird wegen seiner antiinfektiösen, schleimlösenden Eigenschaften vor allem zur Bekämpfung von Virusinfektionen im Winter verwendet. Eignet sich wegen seiner abschwellenden Eigenschaften auch für die Behandlung von Krampfadern und Hämorrhoiden.

Anwendung: zum Auftragen auf die Haut (verdünnt mit etwas Pflanzenöl), zum Inhalieren oder per Diffusion in Räumen

Achtung! Nie unverdünnt einsetzen und nie während der ersten drei Schwangerschaftsmonate, während des Stillens und bei Kindern unter 3 Jahren anwenden.

WARNUNG!

Bei ätherischen Ölen ist Vorsicht geboten. Denn trotz ihrer Wirksamkeit bei richtiger Anwendung gibt es auch Gegenanzeigen.

• Befolgen Sie immer die Dosierungsempfehlungen und Anweisungen in diesem Buch und fangen Sie nicht an, selbst herumzuexperimentieren! Einige ätherische Öle wie Muskatellersalbeiöl, Thujenöl oder Majoranöl sind giftig und können Krämpfe auslösen, vor allem bei anhaltender hoch dosierter Anwendung. Einige andere Öle können zu Fehlgeburten führen und sind deshalb für Schwangere tabu.

• Testen Sie das Öl vor der Anwendung an einer kleinen Hautstelle, etwa am Ellbogen, um sicherzustellen, dass die Haut nicht allergisch reagiert.

• Eine allergische Hautreaktion oder Augenreizung sollte sofort mit Pflanzenöl behandelt werden. Nach versehentlicher Einnahme von ätherischem Öl, das dafür nicht geeignet ist, sollte man sofort einen Teelöffel Pflanzenöl (zum Beispiel Olivenöl) zu sich nehmen und die nächste Giftnotrufzentrale kontaktieren.

Moxa-Therapie

Die Moxa-Therapie (oder Moxibustion) ist eine gängige Behandlungsmethode der Traditionellen Chinesischen, japanischen, tibetanischen,
koreanischen und mongolischen Medizin. Dabei werden gewisse Punkte
mit Wärme behandelt, um die Energieströme wieder ins Gleichgewicht zu
bringen. Dazu werden Stäbe oder Kegel, Moxas genannt, verwendet,
deren Enden angezündet werden. Moxas bestehen aus gepresstem Pulver
von getrockneten Blättern des Gewöhnlichen Beifußes.

In der Moxa-Therapie wird das angezündete und schwelende Ende eines
Moxas etwa zwei bis drei Zentimeter von einem Akupressurpunkt entfernt
gehalten. Das Ziel der Therapie: durch Erhitzung das Fließen von Qi und
Blut anzuregen und die Energieströme wieder ins Gleichgewicht zu
bringen. Laut der chinesischen Medizin entstehen Schmerzen durch eine
Blockade von Qi (Energie) und Blut (siehe S. 21). Die Moxa-Therapie stärkt
die Nieren und auch das Yang des Körpers, verdrängt Wind, revitalisiert
das Blut und löst Stauungen.

BEIFUSS

Beifuß (*Artemisia vulgaris* oder *Artemisia argyi*) ist überwiegend in
gemäßigten Breiten anzutreffen, etwa an Straßenrändern und auf Brach-
und Ödland. Bekannt unter Namen wie Gemeiner Beifuß, Besenkraut
oder Gänsekraut wird Beifuß bereits seit der Antike wegen seiner
heilenden Eigenschaften verwendet. In China, wo die Pflanze auch in die
Heilmittelkunde Einzug gehalten hat, wird sie manchmal auch „Pflanze
der Heiler" genannt.

Die fünf Effekte der Moxa-Therapie

1 Wärmt die Meridiane
2 Fördert den freien Fluss von Qi (Energie) und Blut
3 Stärkt die Yang-Energie und hilft nach einem Zusammenbruch
4 Beugt Krankheiten vor und stärkt den Lebenssaft
5 Stärkt und reguliert die Widerstandskräfte

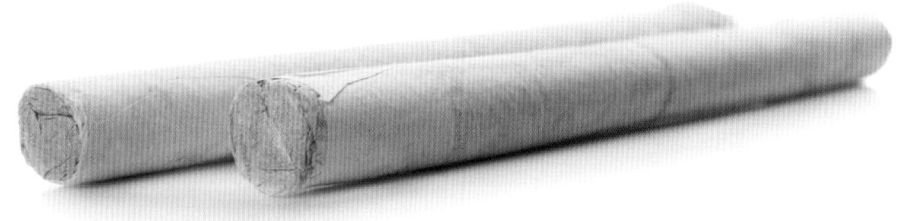

Anwendung der Moxa-Therapie

Die Moxa-Therapie ist gut für:

• **die Linderung von Rheuma und anderen Gelenkproblemen** – aufgrund des bitter schmeckenden und streng riechenden Beifuß-blatts. Es revitalisiert und versorgt unser Qi mit Energie, während das Bittere das schwere Gefühl in den Gelenken beseitigt.

• **die Reinigung der Atemwege**, vor allem bei Asthma, Bronchitis etc.

• **die Anregung des Verdauungssystems** – zum Beispiel bei Bauchschmerzen, Durchfall und Verstopfung.

• **die Anregung des Blutkreislaufs**, bei einem schlecht funktionieren-den Blutkreislauf, Bluthochdruck etc.

• **die Behandlung von Menstruationsproblemen** (etwa bei unregel-mäßiger oder schmerzvoller Periode) **und Libidostörungen** (zum Beispiel bei Impotenz, Frigidität)**.**

• **die Bekämpfung von mikrobiellen Infektionen und Tumoren.** Wegen dieser besonderen Eigenschaft verwenden Ärzte der TCM die Moxa-Therapie; sie fördert die Vermehrung von weißen Blut-körperchen, die eine Hauptrolle in der Abwehr mikrobieller Ein-dringlinge in den Körper spielen.

• **die Stärkung des Immunsystems und der Vitalität**. Die Moxa-Therapie fördert die Produktion von T-Lymphozyten – weißen Blut-körperchen, die für das Immunsystem wichtig sind. Die Anwendung der Moxa-Therapie auf Akupressurpunkte regt die Körperfunktionen an und stärkt das Immunsystem des Körpers. Daher wirkt die Therapie auch prophylaktisch, also als präventive Gesundheits-maßnahme. Auch heute noch wird die präventive Moxa-Therapie mancherorts in China angewandt. Je kälter, windiger und feuchter das Klima in einer bestimmten Region ist, umso gängiger ist die Moxa-Therapie dort (Punkt **Ma36** etwa wird vorbeugend gegen grippeähnliche Symptome und Erkrankungen infolge von Kälte und hoher Luftfeuchtigkeit behandelt; siehe auch S. 156).

• **die Bekämpfung von Müdigkeit und Erschöpfung.**

• **die Pflege einer glänzenden Haut.**

• **die Stärkung des Qi und die Steigerung der Lebensfreude.**

• **glänzendes, volles Haar.**

Was geschieht in einer Moxa-Therapiesitzung?

Vorbereitung:

1 **Legen Sie Ihr „Werkzeug" bereit:** einen Moxa-Stift, einen Aschenbecher oder ein kleines Schälchen (um die Asche aufzufangen), eine Kerze und einen Teelöffel.

2 **Setzen Sie sich an einen stabilen Tisch o. Ä.** Wegen der Brandgefahr (Kerze) sollten Sie die Therapie niemals am Boden oder im Bett durchführen.

3 **Halten Sie das Ende des Moxa-Stifts über die brennende Kerze** und warten Sie, bis es sich entzündet. Pusten Sie, um das Feuer wie bei einem Holzfeuer anzufachen, sodass das Ende des Stäbchens glüht und leicht, aber konstant brennt. Achtung: Der brennende Stift kann bis zu 670 °C heiß werden!

4 **Halten Sie den Moxa-Stift einige Zentimeter (ca. 2 bis 3 cm) von der Haut entfernt** an die Stellen, die Sie behandeln wollen, und zwar gemäß der ausgewählten Methode (siehe unten).

5 **Halten Sie den Stift immer wieder über den Aschenbecher oder das Schälchen und tippen Sie** mit dem Stiel eines Teelöffels darauf. So vermeiden Sie, dass Asche auf der Haut landet und eine Brandwunde verursacht.

6 **Pusten Sie regelmäßig, um das Feuer am Brennen zu halten** und die Hitze während der gesamten Sitzung aufrechtzuerhalten. Beenden Sie die Sitzung, sobald die Haut rot wird und sich an der betroffenen Stelle gleichmäßig warm anfühlt.

7 Vergessen Sie am Ende der Sitzung nicht, **den Stift zu löschen**, indem Sie das brennende Ende zum Beispiel in die Erde eines Blumentopfs stecken oder in eine Zigarrenkiste, in der das Feuer schnell erstickt. Manchmal reicht es nicht, den Stift kurz unter Wasser zu halten, da das Feuer dann nicht vollständig erlischt. Ein Moxa-Stift ist wiederverwendbar und hält im Schnitt etwa vier bis fünf Sitzungen. Entfernen Sie nach dem Erlöschen des Feuers und dem Erkalten des Stifts einfach die restliche Asche mit einem Taschentuch, Küchenpapier oder einem Baumwolltuch.

Die Moxa-Therapie – zwei Anwendungsarten

Indirekte Methode: Hierbei wird der Moxa-Stift, etwa drei Zentimetern von der Haut entfernt, fünf bis zehn Minuten senkrecht über die zu behandelnde Stelle gehalten, bis diese rot wird. Dann wird er entfernt und erneut hingehalten usw. Die Hitze sollte erträglich und nicht schmerzhaft sein.

Direkte Methode: Berühren Sie mit dem Ende des Moxa-Stifs einıge Male hintereinander kurz die Haut, ohne sie zu verbrennen. Bewegen Sie dabei den Stift von links nach rechts oder kreisend um die zu behandelnde Stelle.

Vorsichtsmaßnahmen

Da der Moxa-Stift sehr heiß wird, sollten Sie auf Folgendes achten:

• Den Moxa-Stift nie an einer Stelle anwenden, **die Anzeichen von Hitze** wie Fieber (über 38 °C), extreme Schweißbildung, Blutverlust oder ein Ödem aufweist. Ebenso wenig darf sie angewandt werden, wenn die Haut gerötet ist oder die betreffende Stelle sich heiß oder verbrannt anfühlt.

• **Frauen in der Menopause** sollten erst einmal einen Arzt o. Ä. fragen. In einigen besonderen Fällen ist die Moxa-Therapie zwar durchaus empfeh-lenswert, jedoch nicht in Form von Selbsttherapie. Ohne ausreichendes Wissen über die Energielehre kann die Selbsttherapie zur Verschlech-terung bestehender Hitzesymptome führen und das gestörte Gleich-gewicht noch weiter verschlimmern.

• Die Moxa-Therapie sollte man frühestens zwei Stunden **nach einer Mahlzeit** anwenden!

• **Schwangere** sollten eine Moxa-Therapie im Bereich des Unterleibs, Magens, Kreuzdarmbeingelenks und Lendenwirbels vermeiden.

• Die Moxa-Therapie eignet sich nicht für **Personen mit sehr schwacher Konstitution oder bei Personen die an Unterernährung leiden**.

• Vorsicht ist geboten bei **Diabetikern**, da bei ihnen die Gefahr einer Hautentzündung groß ist.

• Die Moxa-Therapie sollte nicht im Bereich von **Krampfadern, Venen-geschwüren oder entzündeten Arterien** angewandt werden und im Allgemeinen auch nicht bei **Personen mit einem schwachen Blutkreis-lauf**. In solchen Fällen ist zuerst ein Arzt zu konsultieren oder jemand, der die Methoden der TCM beherrscht.

• Die Moxa-Therapie ist ungeeignet für **Personen, die betrunken oder wütend sind**.

• **In der Moxa-Therapie ist das Gesicht eine Tabuzone,** da es dort zu Entzündungen und Narbenbildung kommen kann.

• **Für einige Akupressurpunkte** (welche das sind, erfahren Sie später in diesem Buch) ist die Moxa-Therapie nicht geeignet.

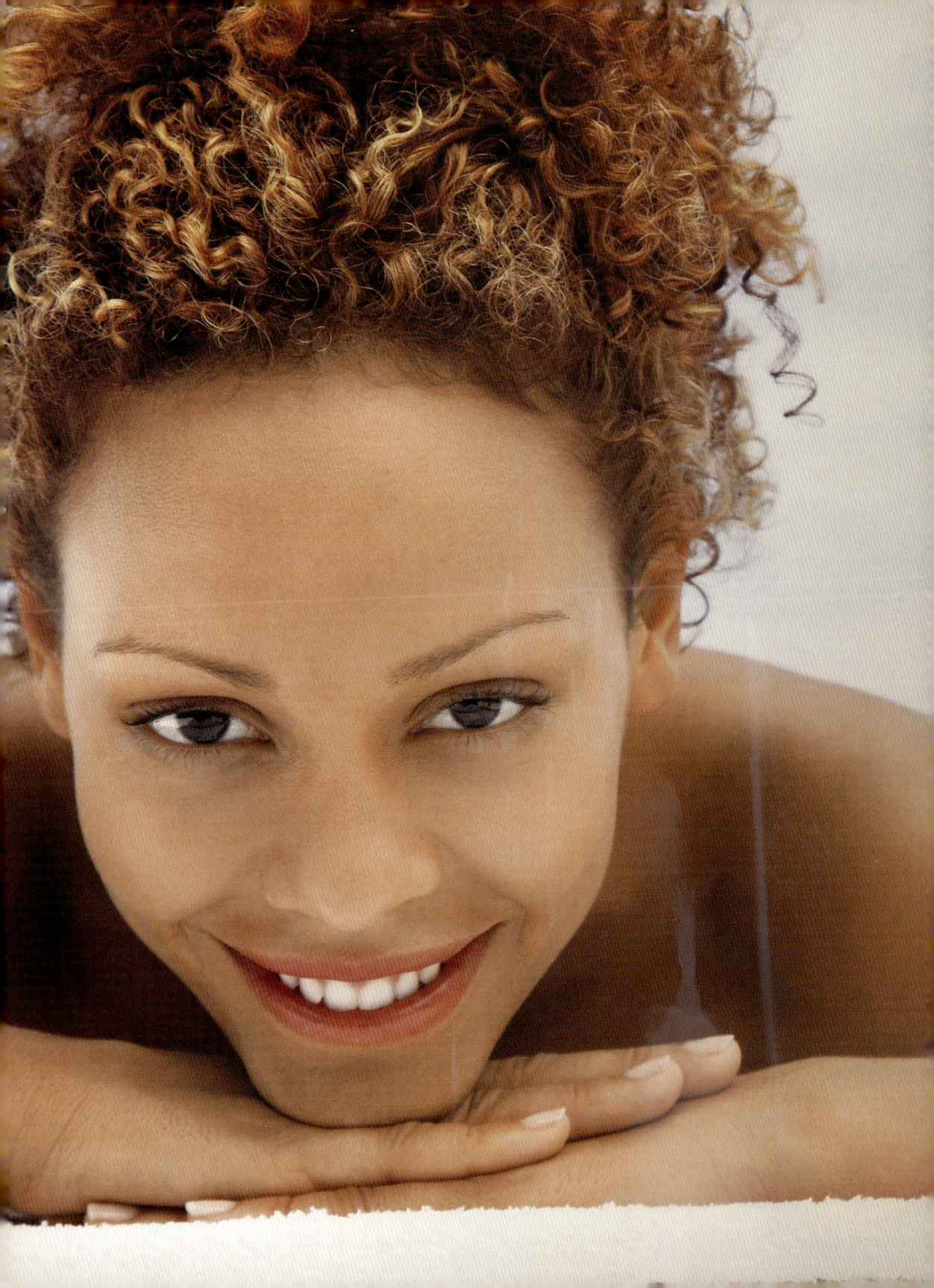

Die
12 HAUPTPUNKTE

Die 12 Punkte & ihre Wirkung

Die hier vorgestellten zwölf Akupunkturpunkte wurden sorgfältig anhand einiger klassischer Texte der Traditionellen Chinesischen Medizin, wie etwa *Zhen Jiu Ju Ying* („Die Blüten der Akupunktur und Moxibustion") und *Zhen Jiu Da Cheng* („Der große Erfolg von Akupunktur und Moxibustion"), sowie eines wichtigen im Juli/August 1996 in *Zhen Jiu Lin Chuang Za Zhi* (Rundschau der klinischen Akupunktur-Moxibustion) publizierten Beitrags ausgewählt. In diesen Texten werden neben den symptomatischen Indikationen der vier wichtigsten Punkte (**Lu7**, **Di4**, **Bl40** sowie **Ma36**) auch die in der klinischen Praxis am häufigsten angewandten Punkte behandelt.

Der Vorteil: Zur Behandlung dieser Punkte ist eine Unterscheidung nach Symptomen nicht erforderlich. Alle Punkte sind in hohem Maße praxis-erprobt und für den Einsatz in vielerlei Situationen wie Mangel, Überfluss, Notfällen, Kälte oder Hitze, chronischen Leiden geeignet – sogar bei akuten Schmerzen.

Jeder der zwölf Punkte beeinflusst einen ganz bestimmten Körperbereich und wirkt in einer besonderen Art und Weise auf die Bereiche, mit denen er – gemäß dem Phänomen des Tropismus – in Verbindung steht. Diese Punkte scannen, wenn man so will, die menschliche anatomische Geografie. Sie geben uns eine breite – und praktische – Methode zur Schmerzlinderung an die Hand. Außerdem ist dieses System leicht einzuprägen, da es nur zwölf Punkte kennt (die Akupunktur dagegen viele Hundert Punkte).

Du20	Kopf	**Lu7**	Kopf, Genick
Di20	Nase	**Di4**	Gesicht, Mund, Nase
Du26	Notfälle	**Gb30**	Oberschenkel, Beine
Ren6	Immunsystem	**Bl40**	Rücken, Lendenbereich
3E6	Flanken	**Ma36**	Bauch, Magen
Pe6	Herz, Brust	**Mi6**	Unterleib

HINWEIS! Alle gezeigten Punkte, ausgenommen Du20, Du26 und Ren6, gibt es an beiden Seiten des Körpers.

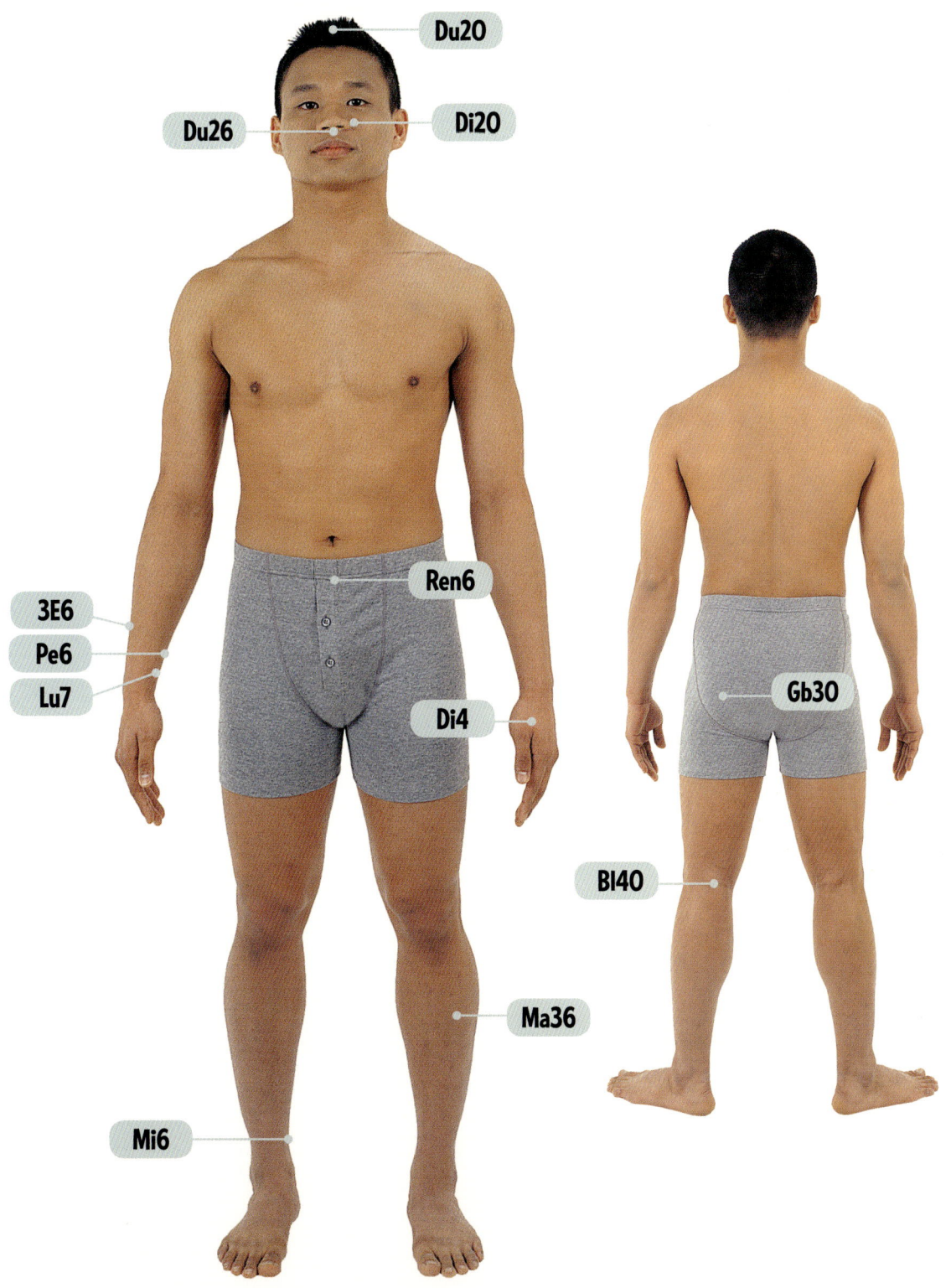

Du20

Du26   Di20

3E6
Pe6
Lu7

Ren6

Di4

Gb30

Bl40

Ma36

Mi6

Mi6
San Yin Jiao

VERKNÜPFER DER DREI YIN
Reguliert den Unterleib

LOKALISATION

An der Innenseite des Beins, 3 cm vom
Knöchel entfernt (Knochenvorsprung
am Knöchel), an der Rückseite des
inneren Schienbeins, in der Vertiefung
an der Kante des Knochens. Dieser
Punkt ist oft druckempfindlich.

WARNUNG!

Bei Schwangeren ist die Reizung
dieses Punkts absolut tabu, da
Wehen und eine Fehlgeburt
ausgelöst werden können.

AKUPRESSURPUNKT Mi6: ÜBERSICHT

ANWENDUNGSBEREICH
Hypogastrium (unterer Magenbereich /Unterleib)

FUNKTIONEN
- Belebt die Milz und den Magen
- Harmonisiert die Leber und stärkt die Niere
- Entfernt unreine Elemente und Flüssigkeit durch Harn-ausscheidung
- Belebt das Blut
- Wirkt sich positiv auf Beckenleiden aus
- Unterstützt die Milz beim Abtransport und Umwandeln von Abfallstoffen
- Nährt Blut und Yin, regelt die Menstruation und leitet Geburtswehen ein
- Regelt die Harnausscheidung, hat positive Wirkung auf die Genitalien und harmonisiert den Unteren Erwärmer (der untere Bereich des Dreifach-Erwärmers)
- Beruhigt den Geist (Shen)

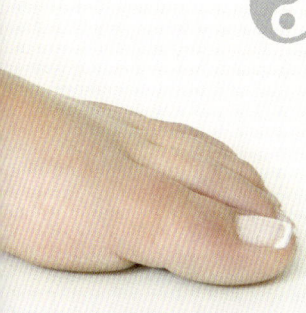

INDIKATIONEN
- Frauen- und Geburtsleiden
- Sterilität, Spätgeburt, prämenstruelle Anspannung
- Sexuelle Störung bei Männern
- Impotenz, unfreiwilliger Samenerguss
- Probleme beim Wasserlassen, Blasenschwäche
- Durchfall, schwere Gliedmaßen, Ödem
- Herzklopfen, Schlafstörungen, Bluthochdruck
- Beinschmerzen, schmerzvolle Blockade der unteren Glied-maßen
- Hautausschlag, Ekzem

EXTRA TIPP
Dieser Punkt wird Verknüpfer der drei Yin genannt, weil er die drei Yin-Organe Leber, Milz und Niere beeinflusst. Außerdem wirkt er positiv auf die Lebensdauer.

PUNKT Nr. 2

Ma36
Zu San Li

DREI DÖRFER WEITER
Für einen
stärkeren Körper

LOKALISATION

Vier Finger breit unter der Kniekehle und einen Finger breit von
der Außenseite des Schienbeins
entfernt, während der Mittel-
finger die Tibiavorderkante be-
rührt. Der Punkt befindet sich in
der Vertiefung, die man spürt,
wenn man die Region energisch
massiert (je nach Druck-
empfindlichkeit des Punktes).

AKUPRESSURPUNKT Ma36: ÜBERSICHT

ANWENDUNGSBEREICH
Magen

FUNKTIONEN
• Reguliert den Magen, stärkt die Milz, wandelt Feuchtigkeit um
• Belebt Qi und Yang und nährt Blut und Yin
• Beruhigt Shen
• Regt den Meridian an und ist schmerzlindernd
• Belebt Yang und stellt das Bewusstsein wieder her

INDIKATIONEN
• Müdigkeit, Erschöpfung, Genesungsphase
• Atembeschwerden (Dyspnoe)
• Husten
• Verdauungsstörungen, Schmerzen im Oberbauch, Erbrechen, Aufstoßen, Magenschmerzen, Blähungen, Durchfall
• Ödem
• Bluthochdruck
• Schwindel, Bewusstlosigkeit
• Fieber, Frösteln
• Manisch-depressiver Zustand
• Schmerzhafte Halsblockade
• Blutstau in der Brust
• Schmerzen bzw. Bewegungseinschränkung in den unteren Gliedmaßen

EXTRA TIPP
Punkt **Ma36** ist der wichtigste Punkt, wenn es um Krankheitsprävention, Gesunderhaltung und Langlebigkeit geht. Die Massage sollte ab 35 Jahren am besten täglich angewandt werden. Massieren Sie den Punkt einmal wöchentlich etwa zehn Minuten lang und behandeln Sie ihn dann mit dem heißen Moxa-Stift fünf bis zehn Minuten je Bein.

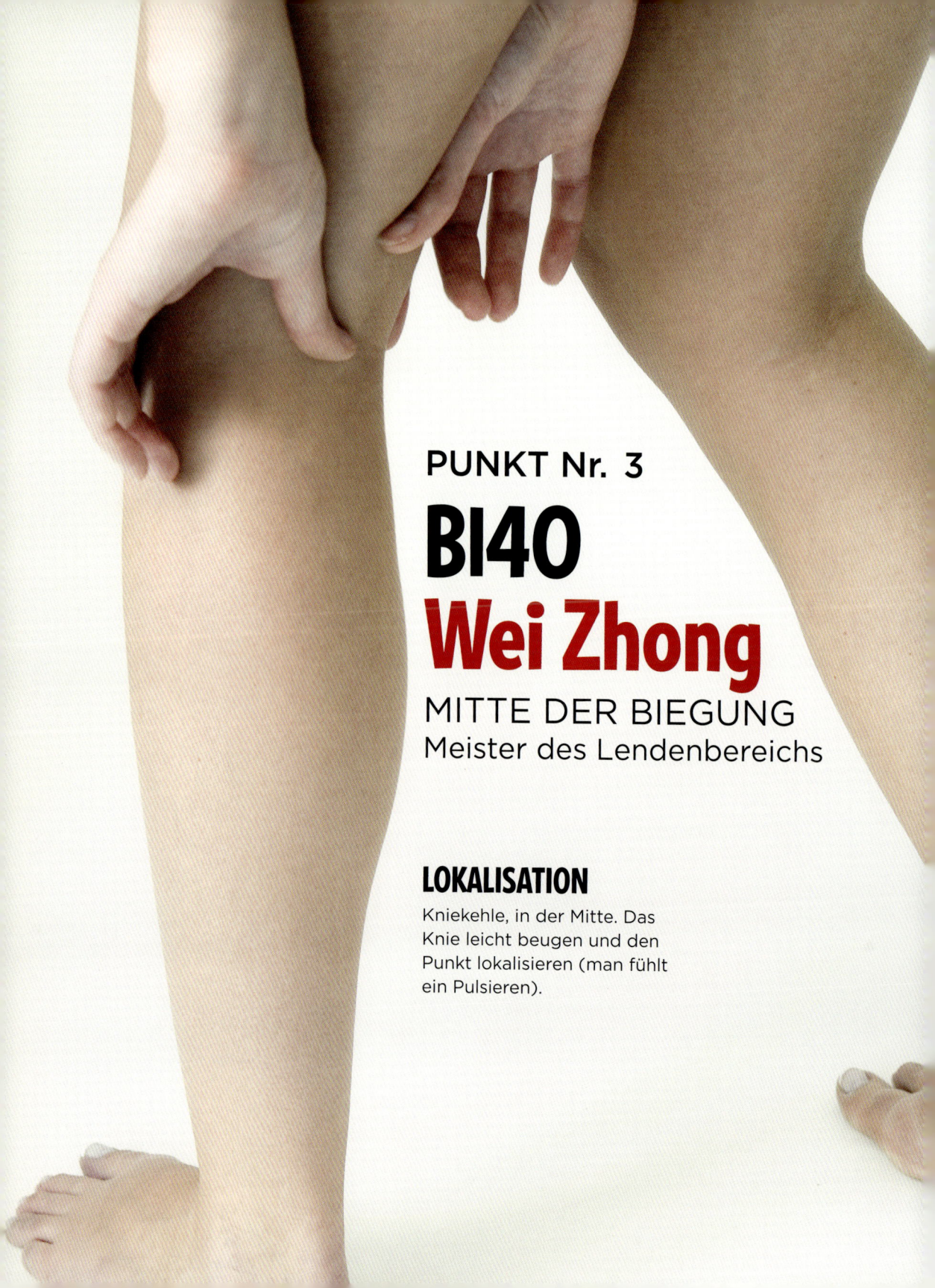

PUNKT Nr. 3

Bl40
Wei Zhong
MITTE DER BIEGUNG
Meister des Lendenbereichs

LOKALISATION

Kniekehle, in der Mitte. Das Knie leicht beugen und den Punkt lokalisieren (man fühlt ein Pulsieren).

AKUPRESSURPUNKT BI40: ÜBERSICHT

ANWENDUNGSBEREICHE
Lendenbereich, Rücken

FUNKTIONEN
• Reguliert den Lendenbereich
• Wirkt auf den Rücken
• Entlastet die Knie
• Hat einen positiven Effekt auf die Blase
• Regt den Meridian an und ist schmerzlindernd
• Kühlt das Blut
• Löst Blockaden in Meridianen

INDIKATIONEN
• Schmerz und Steifheit in der Lendenwirbelsäule
• Schweregefühl im Lendenbereich und im Gesäß
• Knieschmerzen & Beinschmerzen
• Schmerzen und Krämpfe in der Wade
• Schmerzen im Bereich der Wirbelsäule
• Hüftgelenksschmerzen
• Ischias, Rückenschmerzen
• Schwächegefühl in den Beinen
• Hämorrhoiden mit Schmerzen
• Sonnenstich
• Durchfallerkrankung
• Ekzem, Hautausschlag
• Erbrechen und gleichzeitiger Durchfall
• Malaria

EXTRA TIPPS
• Die regelmäßige Massage dieses Punktes fördert den freien
  Fluss von Qi und Blut im Lendenbereich und infolgedessen
  auch im Rücken. Die Massage sollte gegen den Uhrzeigersinn
  erfolgen, nicht im Uhrzeigersinn (siehe S. 24).
• Auf diesem Punkt darf die Moxa-Therapie niemals angewandt
  werden: Sie würde die Arterie und Kniekehlenvene beschädigen
  und Bluthitze verursachen.

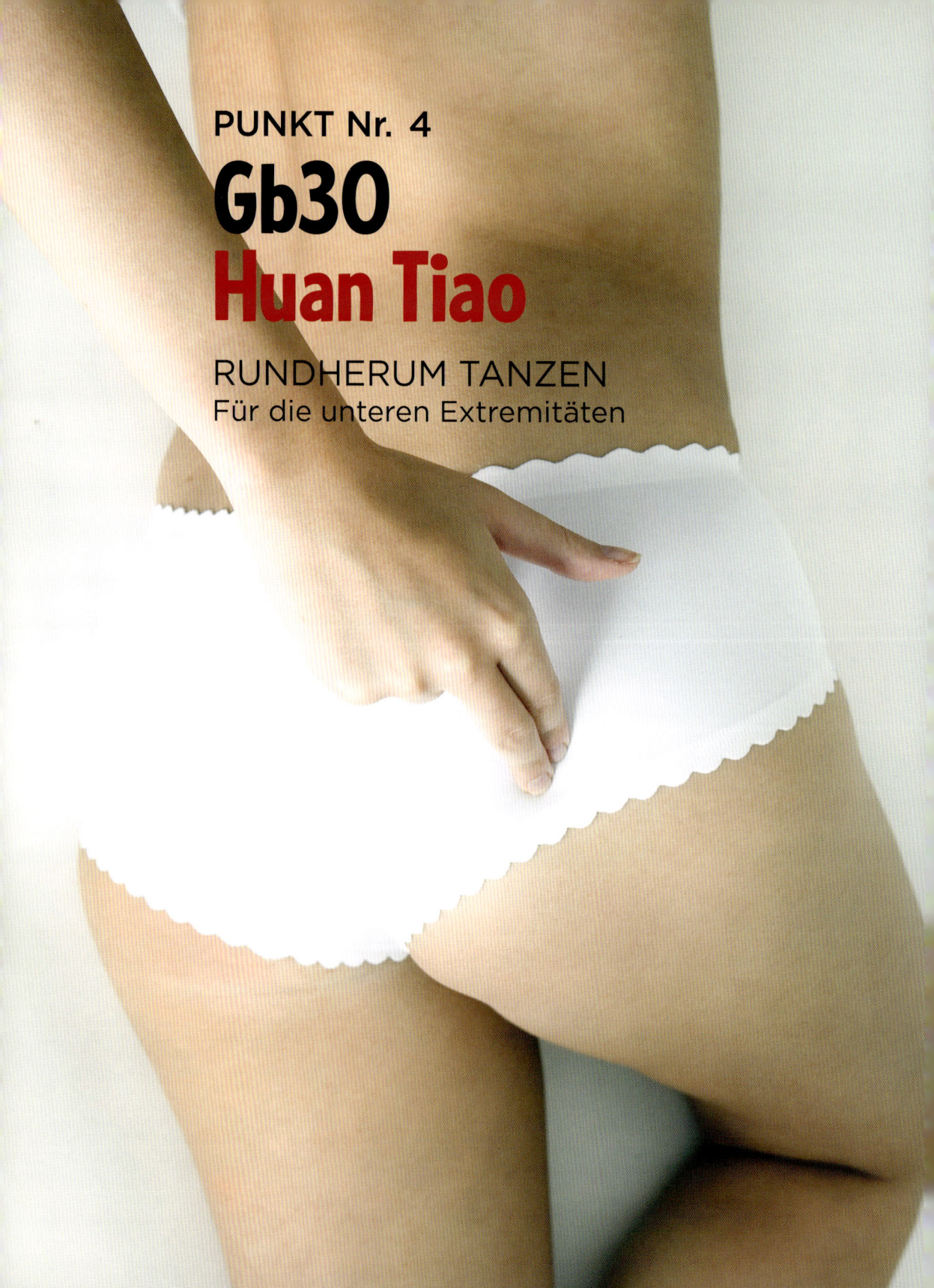

PUNKT Nr. 4

Gb30
Huan Tiao

RUNDHERUM TANZEN
Für die unteren Extremitäten

LOKALISATION

Dieser Punkt liegt auf der Linie, welche die Öffnung des Vertebralkanals (der Knochen oben an der Gesäßspalte) mit dem großen Rollhügel (Trochanter major, Ende des Oberschenkelknochens an der Außenseite der Gesäßspalte) verbindet, ungefähr nach zwei Dritteln der Strecke. Leichter lässt sich der Punkt in Seitenlage lokalisieren. Dabei ist das Bein der Seite gebeugt, die angeregt werden soll.

AKUPRESSURPUNKT Gb30: ÜBERSICHT

ANWENDUNGSBEREICHE

Oberschenkel, Beine

FUNKTIONEN

- Öffnet den Hauptmeridian und die Luo-Leitbahnen (von den senkrechten Kanälen verzweigende Gefäße)
- Schmerzlindernd
- Hat positive Effekte auf Hüftgelenk und Bein
- Eliminiert Wind-Feuchtigkeit
- Stärkt die Sehnen und Gelenke
- Belebt Qi und Blut

INDIKATIONEN

- Gesäßschmerzen
- Schmerzen im Lendenbereich
- Bewegungseinschränkungen der unteren Gliedmaßen
- Schmerzende Hüfte, Ischias
- Streck- und Beugeprobleme am Knie
- Kontrakturen und Schmerzen im Oberschenkel
- Atrophie und Parästhesie der unteren Gliedmaßen (Kribbeln)
- Halbseitenlähmung, Lähmung

EXTRA TIPP

Die regelmäßige Massage dieses Punktes regt den Fluss von Qi und Blut in den Beinen an und hält die Beweglichkeit aufrecht.

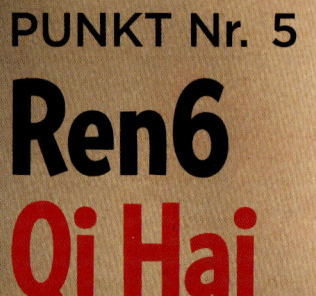

PUNKT Nr. 5

Ren6
Qi Hai

MEER DES QI
Das Geheimnis eines langen Lebens

LOKALISATION

In der Mitte des Unterleibs – 1,5 cm unterhalb des
Nabels und 3,5 cm oberhalb der Oberkante des
Schambeins. Der Punkt lässt sich gut lokalisieren,
wenn man die Strecke zwischen Nabel und Ober-
kante des Schambeins in fünf Abschnitte unterteilt:
Der Punkt liegt 1,5 Abschnitte unterhalb des Nabels.

AKUPRESSURPUNKT Ren6: ÜBERSICHT

ANWENDUNGSBEREICHE
Immunsystem, Yang-Qi

FUNKTIONEN
- Hält das ursprüngliche Qi aufrecht
- Belebt und steigert das Qi
- Aktiviert die Niere, stärkt das Yang und bewahrt das Qi
- Verhindert den Zusammenbruch von Yang
  (Reaktivierung mithilfe der Moxa-Therapie)
- Versorgt das Qi mit Energie und harmonisiert das Blut

INDIKATIONEN
- Ungleichgewicht im Harn, Fortpflanzungs-,
  Verdauungs- und Atmungssystem
- Bewusstlosigkeit
- Asthma, Atembeschwerden (Dyspnoe), asthmatische
  Bronchitis
- Frauenleiden, unregelmäßige Periode
- Sexuelle Störung bei Männern
- Entzündung der Prostata
- Scheidenvorfall

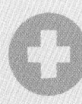

EXTRA TIPPS
- Dieser Punkt eignet sich sehr für die (präventive)
  Behandlung von Müdigkeit und Erschöpfung, zur
  Förderung der Genesung und für die Aufrechter-
  haltung guter Gesundheit. Die Behandlung: drei
  Monate lang zweimal wöchentlich eine Moxa-Therapie
  von fünf bis zehn Minuten je Sitzung, bis der Punkt
  rot wird. Gesundheitsfördernd ist auch ein Erhitzen
  des Punktes, in Kombination mit **Ma36**, vor dem
  Wechsel der Jahreszeiten.
- **Hinweis**: Die Massage dieses Punkts sollte ab dem
  dritten Schwangerschaftsmonat unterbleiben.

PUNKT Nr. 6

Di4
He Gu

VEREINIGUNG
DES TALS
Zur Schmerzlinderung

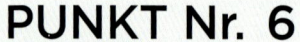

LOKALISATION

Auf der Handoberseite, zwischen
dem ersten und zweiten Mittelhandknochen (dem Knochen
unterhalb der Finger). Der Punkt
befindet sich näher am zweiten
Mittelhandknochen, beinahe in
der Mitte.

AKUPRESSURPUNKT Di4: ÜBERSICHT

ANWENDUNGSBEREICHE
Gesicht, Mund, Nase

FUNKTIONEN
- Reguliert Gesicht und Kopf sowie das Trio Nase-Mund-Ohren
- Reguliert das schützende Qi (Wei Qi) und die Schweiß-absonderung
- Vertreibt Wind und befreit den Bereich
- Schmerzlindernd
- Leitet Geburtswehen ein
- Stellt das Yang wieder her

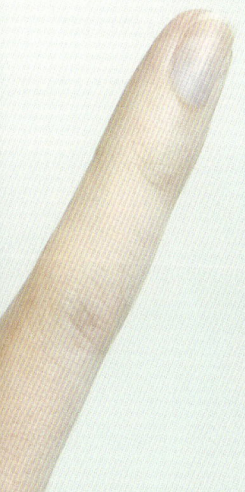

INDIKATIONEN
- Kopfschmerzen, Migräne, Bluthochdruck, Schwindel
- Verstopfte Nase, laufende Nase, Schnupfen
- Zahnschmerzen oder Schmerzen infolge einer ent-zündeten Zahnhöhle
- Schmerzhafte Blockade des Halses, Verlust der Stimme
- Fieber, Frösteln
- Übermäßiges Schwitzen, mangelnde Schweißabsonderung
- Verformung des Gesichts bzw. Munds
- Schmerzen in den vier Gliedmaßen
- Fingerkontrakturen
- Schmerzhafte Periode
- Geburtswehen

EXTRA TIPP
Dieser Punkt zählt zu denen, die in der klinischen Praxis am häufigsten behandelt werden, und ist sehr wichtig bei der Schmerzlinderung für den ganzen Körper, insbesondere bei Problemen im Gesicht und an den Sinnesorganen.

WARNUNG!
Eine Reizung dieses Punktes bei Schwangeren ist strikt untersagt, da sonst eine Fehlgeburt möglich ist.

Pe6
Nei Guan

DAS INNERE TOR
Zur Lösung von
Blockaden

LOKALISATION

Zwei Finger breit vom
Handgelenk entfernt,
zwischen den
beiden Sehnen.

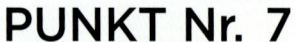

AKUPRESSURPUNKT Pe6: ÜBERSICHT

ANWENDUNGSBEREICHE
Herz, Brust

FUNKTIONEN
• Öffnet Brust und Thorax, reguliert das Qi
• Harmonisiert das Herz und beruhigt das Shen
• Harmonisiert den Magen
• Vertreibt Bluthitze

INDIKATIONEN
• Schmerzen im Herzen, Herzklopfen, unregelmäßiger Herzschlag
• Übelkeit, Erbrechen und Schluckauf
• Schmerzen im seitlichen Rippenbogen
• Schlafstörungen und manisch-depressiver Zustand
• Bluthochdruck und niedriger Blutdruck
• Magen- und Unterleibsschmerzen
• Kopfschmerzen
• Unregelmäßige Periode
• Schmerzen im Ellbogen und Oberarm und deren Kontraktur
• Schwellung in der Achselhöhle
• Gerötete Augen und Haut, heiße Haut

EXTRA TIPP
Als ausgezeichneter Anti-Aging-Punkt ist **Pe6** auch ein präventiver Akupressurpunkt zur Steigerung der Lebensdauer. Täglich eine 5-minütige Massage unterstützt die Regulierung des Herzkreislaufs und den Kreislauf im Thorax- und Flankenbereich und trägt zur Beruhigung des Shen bei.

Lu7
Lie Que

UNTERBROCHENE LINIE
Belebt die Lunge

LOKALISATION

1,5 Cun vom Handgelenk entfernt, an der Innenseite des Unterarms, in einer kleinen V-förmigen Vertiefung am Rand des Handgelenks unter der Spitze des Zeigefingers. Um das Lokalisieren zu erleichtern, das Handgelenk der einen Hand mit dem Daumen und Zeigefinger der anderen fassen.

AKUPRESSURPUNKT Lu7: ÜBERSICHT

ANWENDUNGSBEREICHE
Kopf, Genick

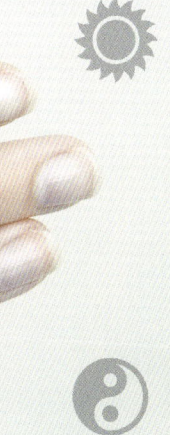

FUNKTIONEN
- Hat positive Effekte auf Kopf und Genick
- Befreit den Außenbereich, vertreibt Wind, senkt das Lungen-Qi
- Öffnet und reguliert das Konzeptionsgefäß (Ren Mai)
- Reguliert die Harnwege
- Öffnet die Luo-Leitbahnen
- Schmerzlindernd

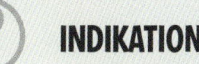

INDIKATIONEN
- Fieber, Frösteln, Husten
- Verstopfte Nase, laufende Nase, Schnupfen
- Schmerzhafte Blockade im Hals
- Ödem in den Gliedmaßen
- Kopfschmerzen, Migräne, Steifheit im Nacken
- Probleme im Mund und in den Augen
- Schlaffes Gefühl oder Schmerzen im Handgelenk, im Daumen und in den Händen
- Schulterschmerzen, heiße Hände
- Schmerzen im Genitalbereich und Harnwegs-erkrankungen

EXTRA TIPP
Die regelmäßige Massage dieses Punktes hilft bei Verspannungen infolge von Sorgen, Traurigkeit oder Kummer und erhöht die Abwehrkräfte gegen Virusinfektionen und Erkältungen.

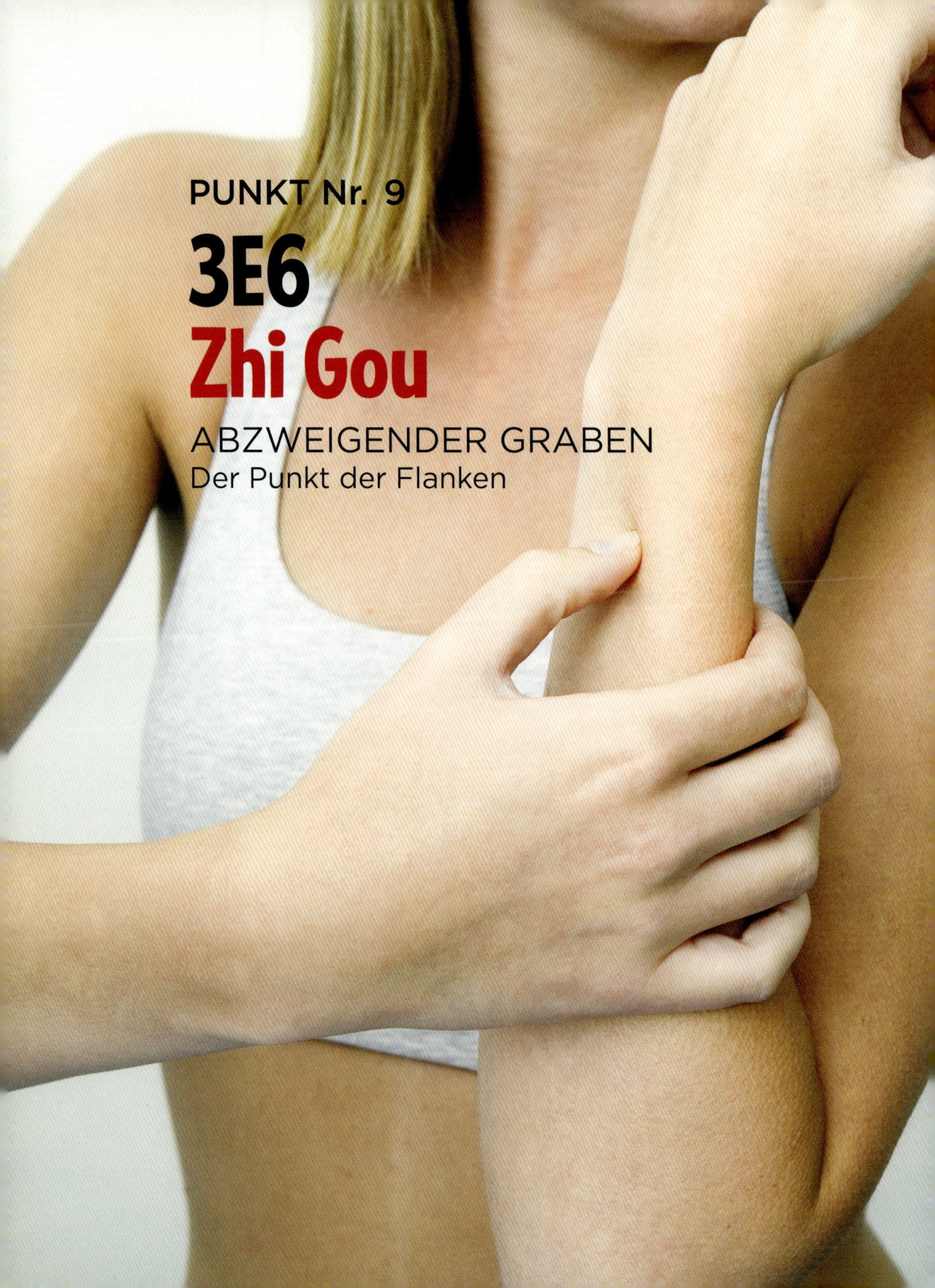

PUNKT Nr. 9

3E6
Zhi Gou

ABZWEIGENDER GRABEN
Der Punkt der Flanken

LOKALISATION

Etwa 3 cm vom Handgelenk entfernt, in der Vertiefung zwischen der Speiche und der Elle (den beiden Knochen im Unterarm). Tipp: Der Punkt lässt sich leichter lokalisieren, wenn man das Handgelenk bewegt.

AKUPRESSURPUNKT 3E6: ÜBERSICHT

ANWENDUNGSBEREICHE

Die Seiten des Thorax, Flanken

FUNKTIONEN

- Reguliert das Qi und eliminiert die Hitze des Dreifach-Erwärmers
- Hat positive Effekte auf den seitlichen Rippenbogen
- Verbessert die Bewegung in den Meridianen und dämpft Schmerzen
- Fördert die Darmfunktion
- Wirkt positiv auf die Stimme

INDIKATIONEN

- Schmerzen in den seitlichen Bereichen des Thorax
- Halbseitenlähmung, Interkostalneuralgie (Nervenschmerz)
- Schmerzen in Schulter, Rücken und Ellbogen
- Taubheit in den Händen, Zittern
- Verstopfung
- Fiebererkrankungen ohne Schweißabsonderung
- Ohrenleiden (Tinnitus, Taubheit, akuter Verlust der Stimme)
- Gerötete, schmerzende Augen, geschwollener, schmerzender Hals
- Husten mit Rötung und Hitze im Gesicht

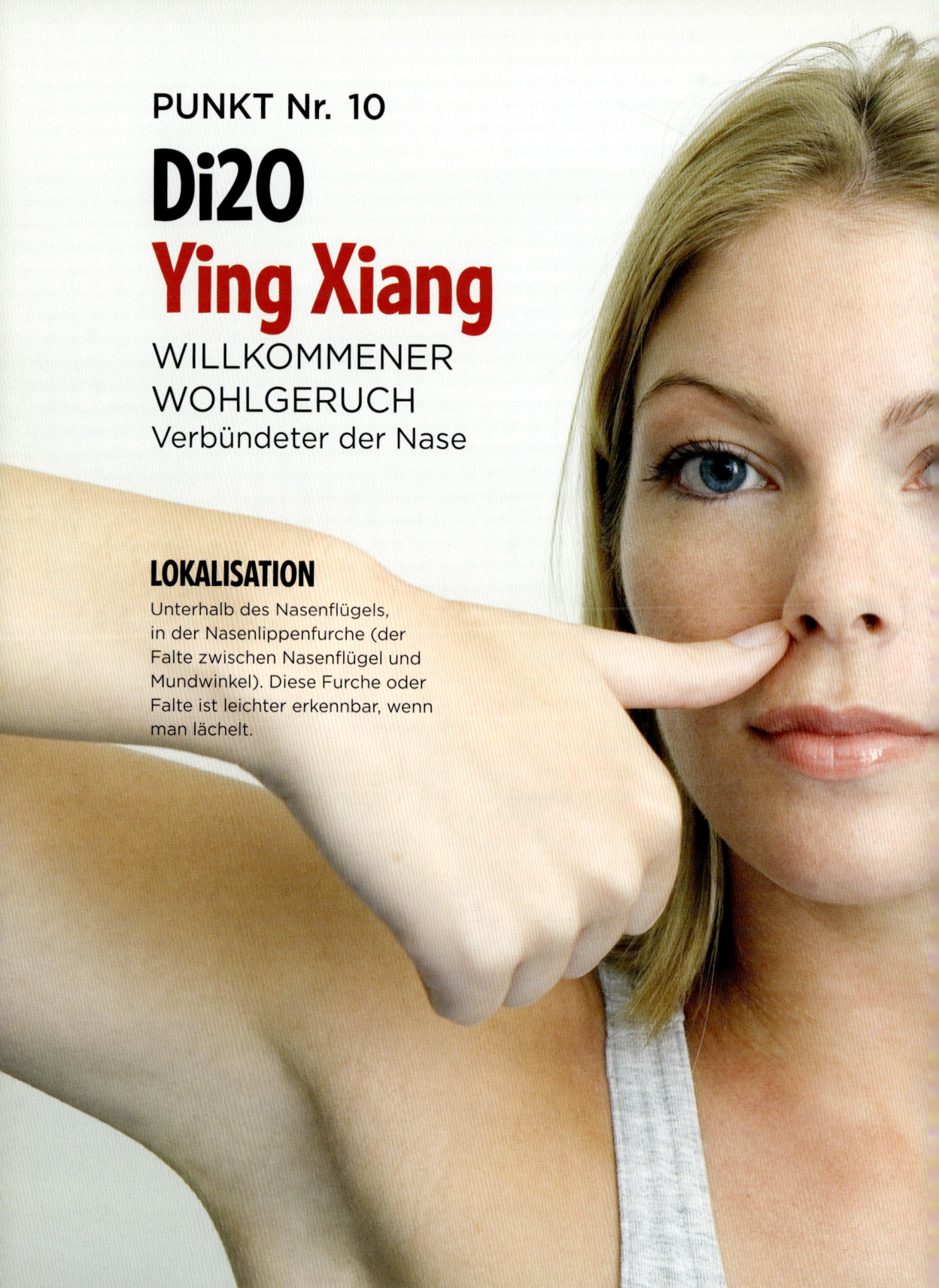

Di20
Ying Xiang
WILLKOMMENER WOHLGERUCH
Verbündeter der Nase

LOKALISATION

Unterhalb des Nasenflügels, in der Nasenlippenfurche (der Falte zwischen Nasenflügel und Mundwinkel). Diese Furche oder Falte ist leichter erkennbar, wenn man lächelt.

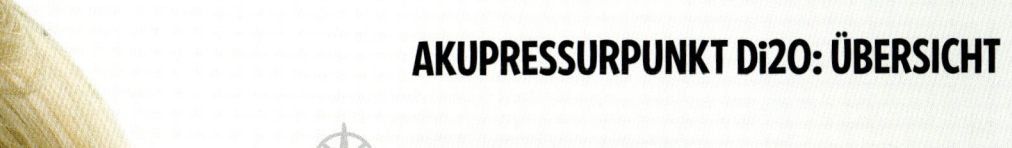

AKUPRESSURPUNKT Di20: ÜBERSICHT

ANWENDUNGSBEREICH
Nase

FUNKTIONEN
- Löst Blockaden in der Nase
- Eliminiert den Rundwurm (einen Parasiten, der Darminfektionen auslöst)

INDIKATIONEN
- Verstopfte Nase
- Schnupfen, laufende Nase
- Nasennebenhöhlenentzündung
- Entzündung der Nasenschleimhaut
- Verlust des Geruchssinns
- Allergien, Niesen
- Nasenpolypen
- Rosazea („Kupferrose") der Nase
- Gesichtslähmung
- Verformung des Mundes
- Trigeminusneuralgie (Gesichtsnervenschmerz)
- Spulwurm im Gallengang

EXTRA TIPP
Dieser Punkt darf nur gegen den Uhrzeigersinn massiert werden, nie im Uhrzeigersinn (siehe S. 24). Außerdem darf man auf ihn (wie auf alle Bereiche des Gesichts) niemals die Moxa-Therapie anwenden.

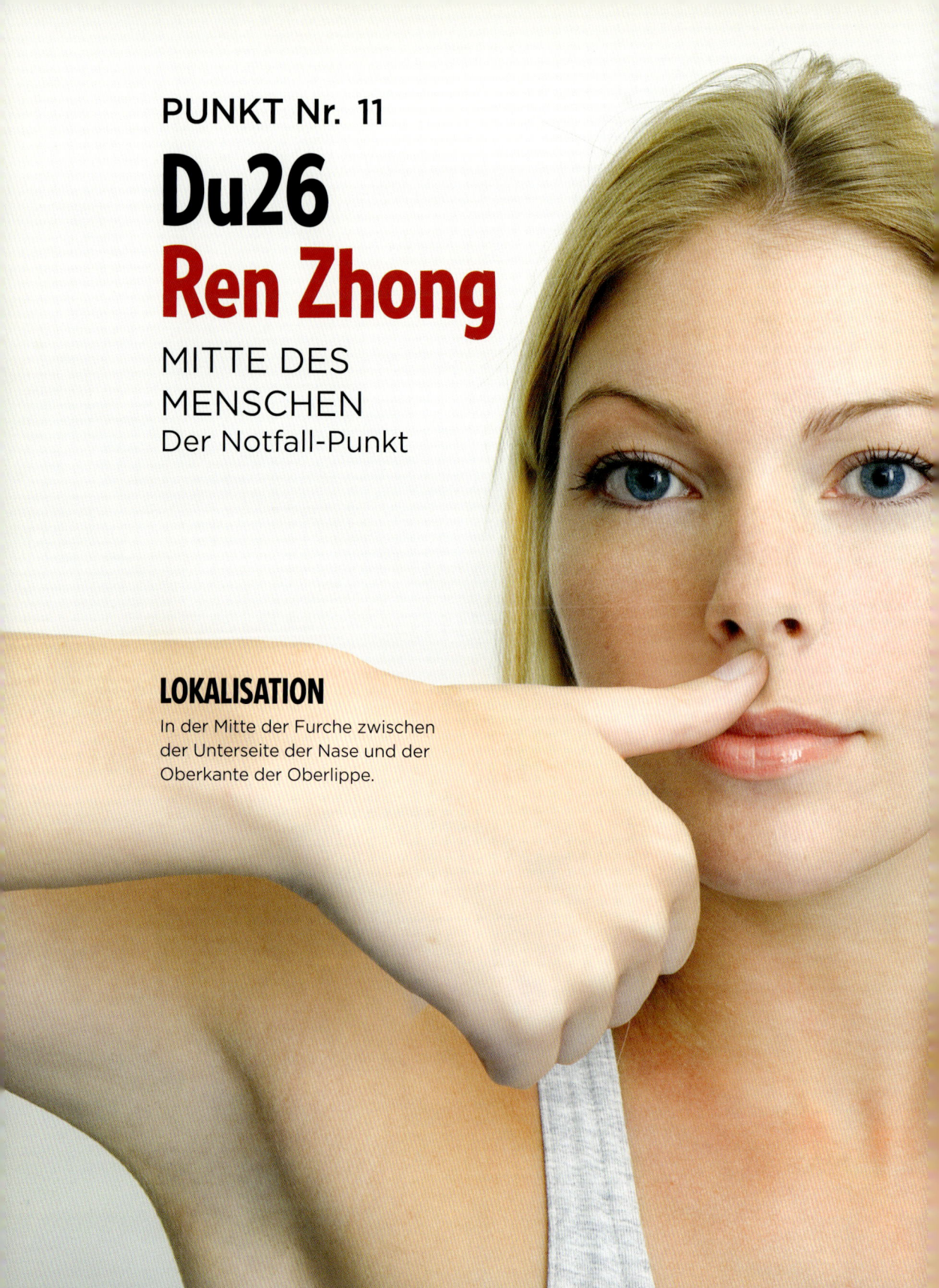

PUNKT Nr. 11

Du26
Ren Zhong

MITTE DES MENSCHEN
Der Notfall-Punkt

LOKALISATION

In der Mitte der Furche zwischen
der Unterseite der Nase und der
Oberkante der Oberlippe.

AKUPRESSURPUNKT Du26: ÜBERSICHT

ANWENDUNGSBEREICH
Allgemein in Notfällen (Bewusstlosigkeit, Schockzustand)

FUNKTIONEN
• Bewusstsein wiederherstellen, erweckt das Shen
• Beruhigt das Shen
• Hat positive Effekte auf das Gesicht
• Wirkt sich positiv auf das Rückgrat aus
• Hilft bei akutem Hexenschuss

INDIKATIONEN
• Schlaganfall
• Koma, Ohnmacht, Blackout
• Bewusstlosigkeit
• Epileptischer Anfall
• Fieberkrämpfe
• Laufende Nase
• Verlust der Fähigkeit, zwischen guten und schlechten
  Gerüchen zu unterscheiden
• Psychische und psychosomatische Störungen
• Ungleichgewicht infolge einer manischen Depression
• Ödem
• Unfreiwilliges Lachen und Weinen
• Steifheit und Schmerzen im Rückgrat

EXTRA TIPP
Dieser Punkt darf nur in einem schiefen Winkel (in einer Aufwärtsbewegung) massiert werden. Der Punkt ist sehr empfindlich und die Massage kann Tränen auslösen. In China wird der Punkt mit viel Druck (unter Zuhilfenahme eines Fingers) massiert, um Menschen zu helfen, die einen epileptischen Anfall erlitten haben.

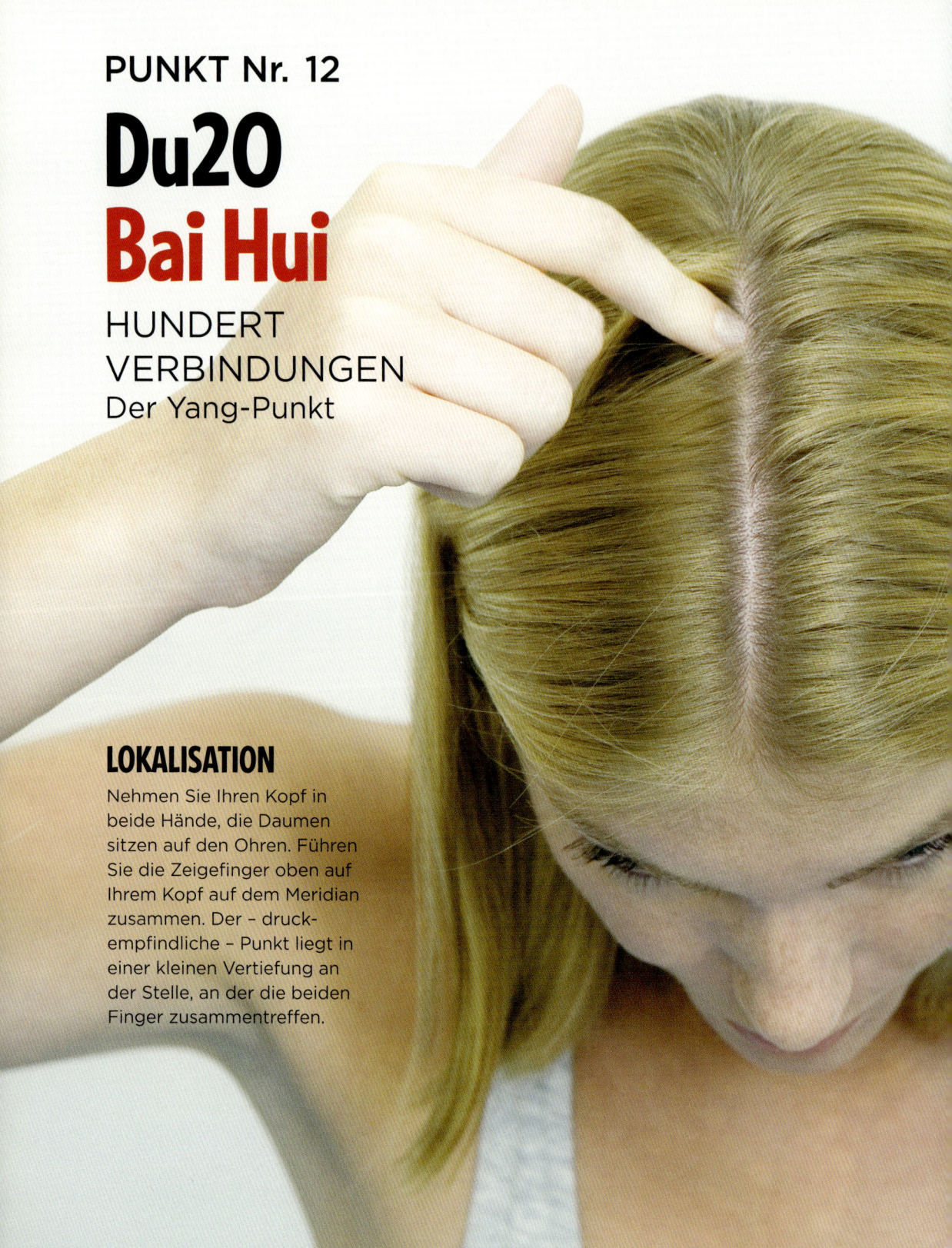

PUNKT Nr. 12

Du20
Bai Hui

HUNDERT VERBINDUNGEN
Der Yang-Punkt

LOKALISATION

Nehmen Sie Ihren Kopf in beide Hände, die Daumen sitzen auf den Ohren. Führen Sie die Zeigefinger oben auf Ihrem Kopf auf dem Meridian zusammen. Der – druckempfindliche – Punkt liegt in einer kleinen Vertiefung an der Stelle, an der die beiden Finger zusammentreffen.

AKUPRESSURPUNKT Du2O: ÜBERSICHT

ANWENDUNGSBEREICHE
Kopf, Vertex (Scheitelfläche des Schädels), Shen

FUNKTIONEN
• Nährt das Gehirn, beruhigt das Shen
• Beruhigt die Emotionen
• Löst Krämpfe
• Hat positive Effekte auf Kopf und Sinnesorgane
• Steigert und/oder senkt das Yang
• Belebt das Qi
• Stellt bei starker Erschöpfung das Yang wieder her

INDIKATIONEN
• Bewusstlosigkeit
• Psychische Störungen
• Krämpfe, epileptischer Anfall
• Schwindel, Kopfschmerzen, Ohnmacht
• Schlechtes Gedächtnis, Mangel an geistiger Dynamik
• Halbseitenlähmung und Sprachverlust (Aphasia)
• Schlafstörungen
• Demenz
• Tinnitus
• Bluthochdruck, niedriger Blutdruck
• Verstopfte Nase, laufende Nase
• Ptosis (hängendes Augenlid) und Vorfall (Organe, Gewebe)
• Haarausfall, Taubheit der Kopfhaut, frühzeitiges Ergrauen
  der Haare

EXTRA TIPP
Dieser Punkt hat je nach Massagetechnik eine Doppel-
funktion: Entweder wird überschüssiges Yang im Kopf
(psychische Unruhe) vertrieben oder das Yang im Kopf
(bei Schwindel) gesteigert.
Den Punkt regelmäßig massieren oder mit zwei Fingern
antippen (100 bis 200 Mal): Das fördert die Durchblutung
des Gehirns, reguliert das zentrale Nervensystem, steigert
die geistige Aktivität und verbessert das Gedächtnis.

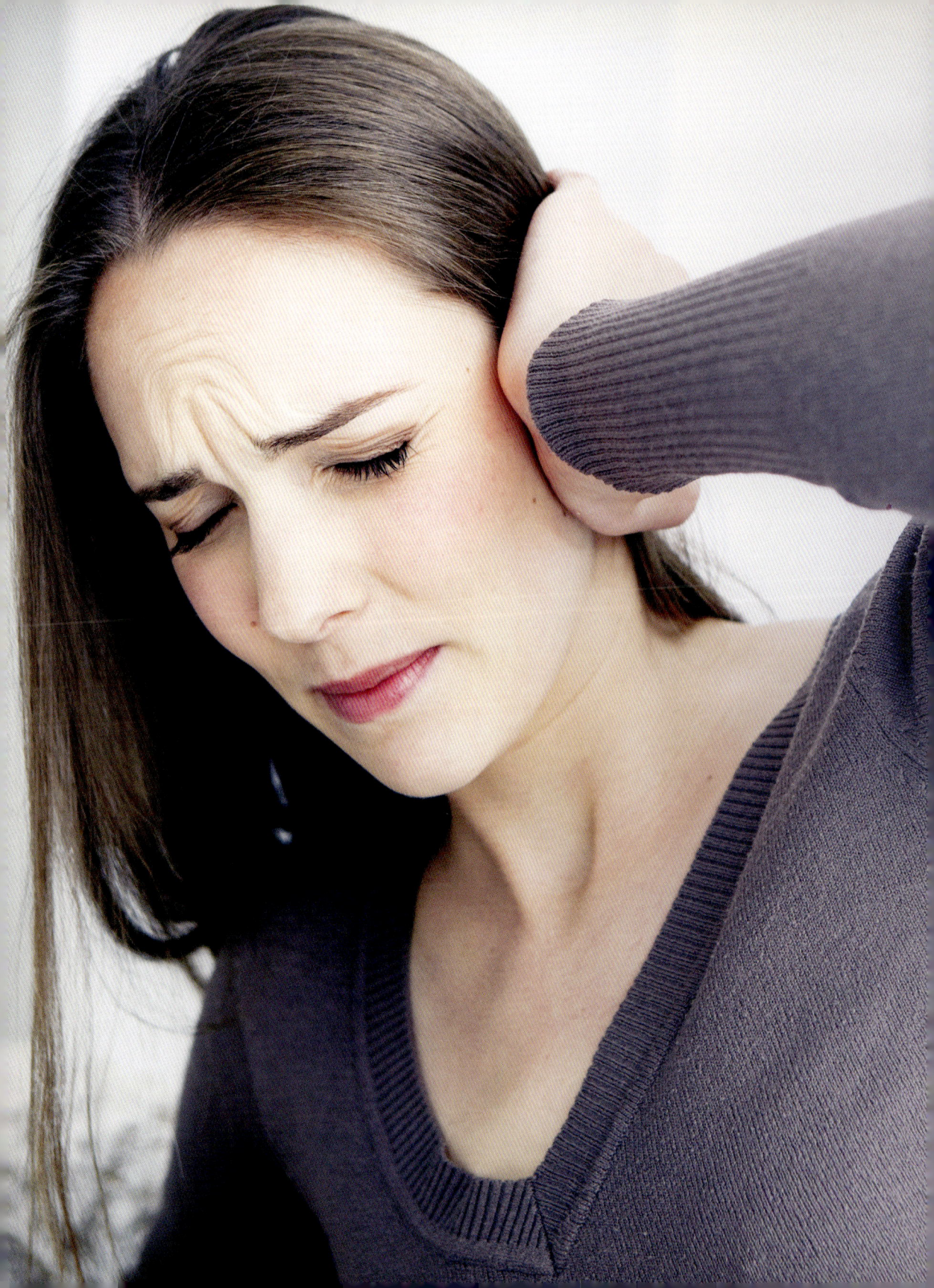

Die Behandlung von Alltags-
BESCHWERDEN

Hinweis Auf den nachfolgenden Seiten werden
Techniken vorgestellt, die das Wohlbefinden steigern
und der Gesundheit im Allgemeinen guttun.
Die Informationen stellen jedoch keinen Ersatz
für eine individuelle ärztliche Beratung dar.
Wer mit gesundheitlichen Problemen, welcher Art
auch immer, zu kämpfen hat, sollte einen Arzt
aufsuchen. Dieses Buch kann eine ärztliche
Behandlung nicht ersetzen.

Blähungen & Gas im Darm

 Behandlungsdauer:
12 MINUTEN

Verdauungsprobleme sind weitverbreitet und können unterschiedlich ausfallen: ein ständiges Rumoren im Bauch, Blähungen, Gasbildung, Magenkrämpfe, aufgeblähter Bauch, Winde, problematischer Stuhlgang, chronische Dickdarmentzündung, Verstopfung und Durchfall im Wechsel, Mundgeruch ... Die Ursachen sind oftmals sehr vielschichtig – beispielsweise Lebensmittelunverträglichkeiten (Gluten/Laktose), aber auch psychische Probleme, Stress, Zwangsneurosen, Zwangsstörungen oder gewisse Medikamente.

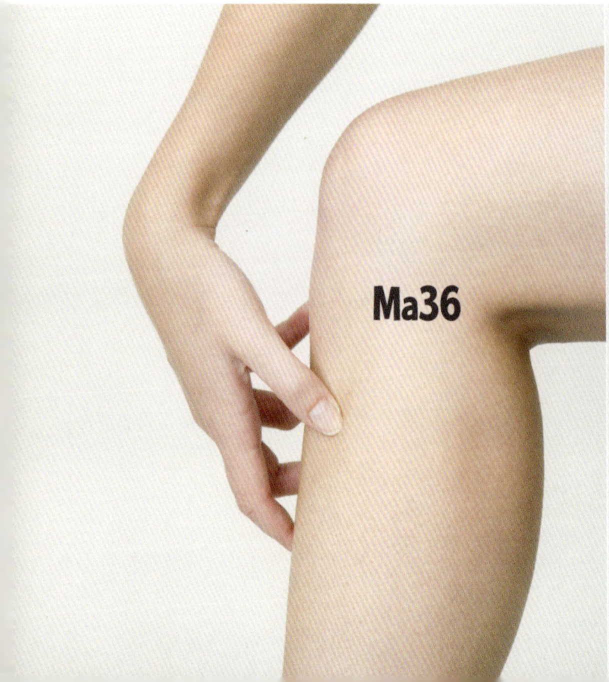

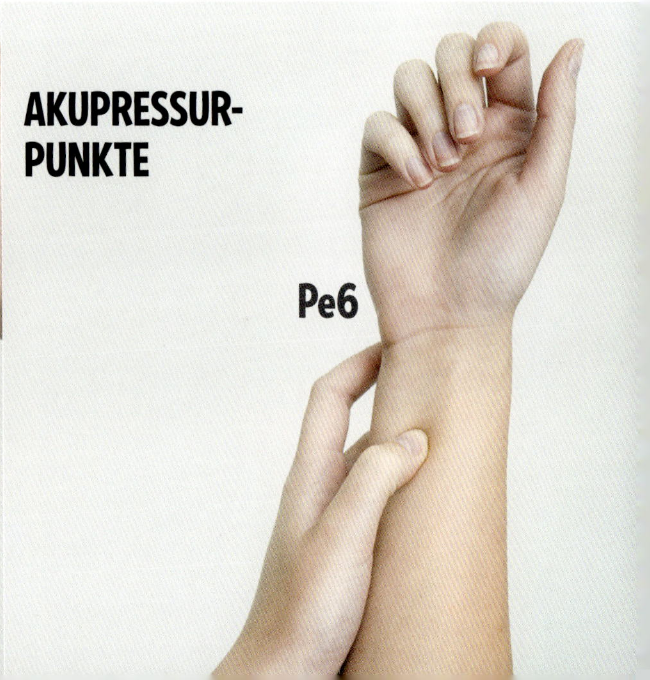

AKUPRESSUR-PUNKTE

Ma36

Pe6

METHODE

Mit dem Daumen etwa zwei Minuten lang mäßigen Druck auf jeden Punkt ausüben. Danach die Behandlung auf der anderen Seite wiederholen.

EXTRA TIPPS

• Ein bis zwei Tropfen **ätherisches Pfefferminzöl** auf den Magen träufeln und im Uhrzeigersinn massieren.

• **Indische Flohsamenschalen** (erhältlich im Reformhaus und Bioladen) erleichtern den Stuhlgang erheblich: einfach einen Teelöffel in ein Glas Wasser geben, vermischen und vor den Mahlzeiten trinken.

• Probieren Sie **Kamillentee**, Antispasmodika (Krampflöser) und Probiotika (Apotheke) zur Verbesserung und Instandhaltung der Darmflora.

IN DER TRADITIONELLEN CHINESISCHEN MEDIZIN

Es besteht eine enge Beziehung zwischen der Leber einerseits und Milz und Magen andererseits. Unausgewogene Ernährung und seelische Störungen blockieren die Leber und führen zu Energiestagnation. Die Folge: Ungleichgewicht zwischen Leber und Milz (auch wenn sich das Problem im Darm befindet), da der Energiefluss gestört und der regelmäßige Stuhlgang erschwert ist. Die Magenschmerzen (Krämpfe) rühren von einer Energieblockade in der Leber her, die allerdings auch durch einen ungesunden Lebensstil ausgelöst werden kann.

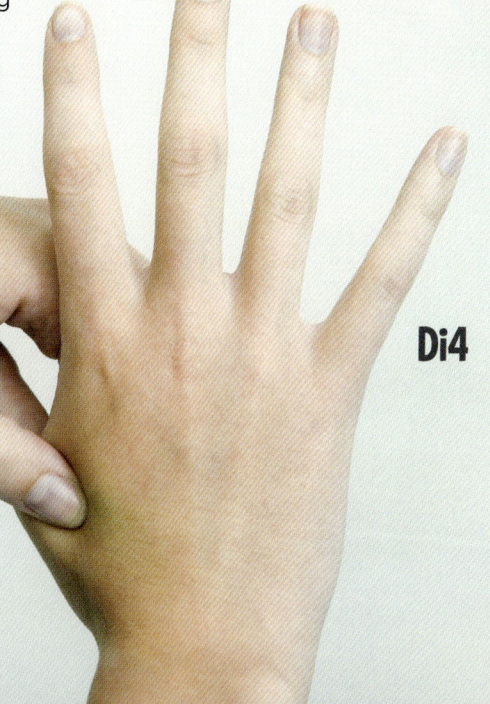

Di4

Verstopfung

 Behandlungsdauer:
10 MINUTEN

Mit Verstopfung ist gemeint, dass der Stuhl nur schwer bzw. unregelmäßig den Darm passiert (weniger als dreimal pro Woche). Symptome: harter Stuhl, Blähungen und unvollständige Stuhlentleerung.

METHODE

Mit dem Daumen etwa zwei Minuten lang mäßigen Druck auf jeden Punkt ausüben. Danach die Behandlung auf der anderen Seite wiederholen.

AKUPRESSURPUNKTE

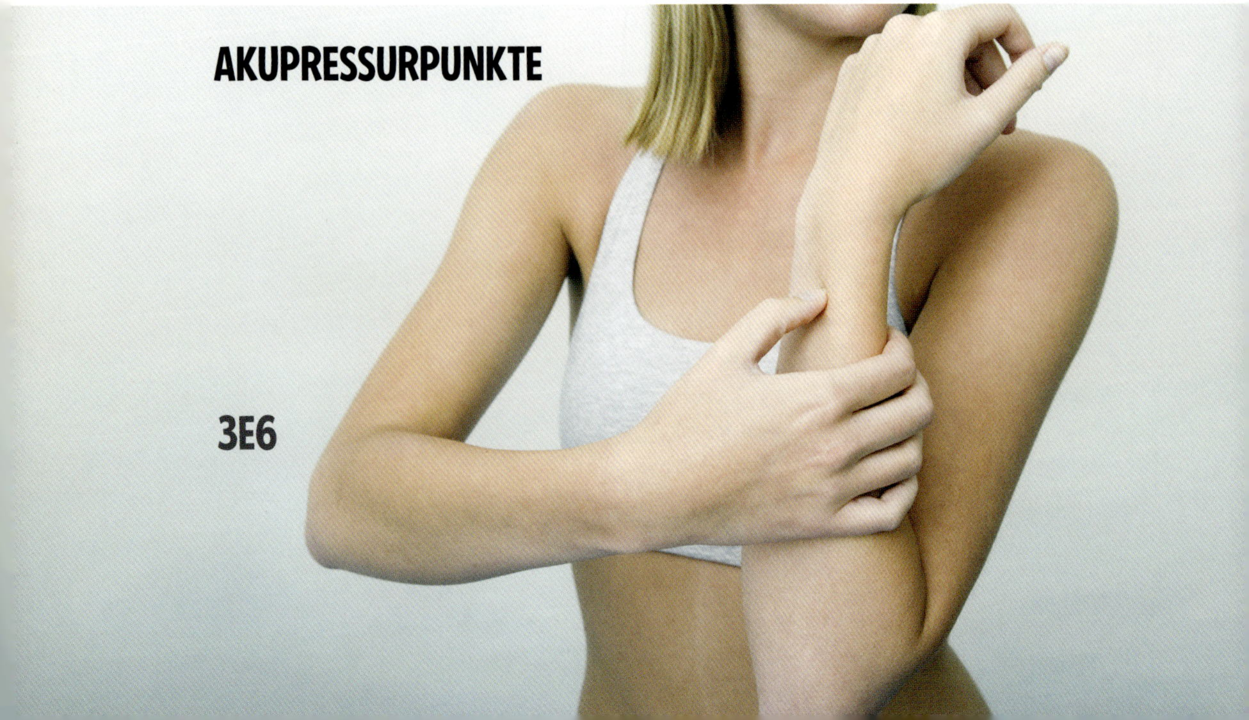

3E6

IN DER TRADITIONELLEN CHINESISCHEN MEDIZIN

Ein bis zwei Mal täglich Stuhlgang ist normal, weniger gilt jedoch als Verstopfung. Die Hauptursache für Verstopfung ist Flüssigkeits-armut, die die Austrocknung des Darms und zunehmende Dehy-drierung infolge eines Yin-Mangels bedingt. Vier Ungleichgewichte können Verstopfung auslösen: Kälte, Hitze, Mangel und Über-schuss. Auch chronische Erkran-kungen, die zu Kraftlosigkeit und dem Unvermögen führen, den Stuhl hinauszubefördern, können Verstopfung verursachen.

⊕ EXTRA TIPPS

- Mit **Flohsamenschalen** lassen sich Verdauungsprobleme auf natürliche Weise bekämpfen (siehe auch S. 67).

- Meiden Sie Schokolade, verarbeitete Lebensmittel, die Weizenmehl ent-halten (Nudeln, Brot), Gluten und Milchprodukte. Nehmen Sie Präbiotika (am besten roh) zur Entwicklung der guten Darmbakterien zu sich wie etwa Zwiebeln, Wiesen-Bocksbart, Spargel, Endiviensalat und Topinambur.

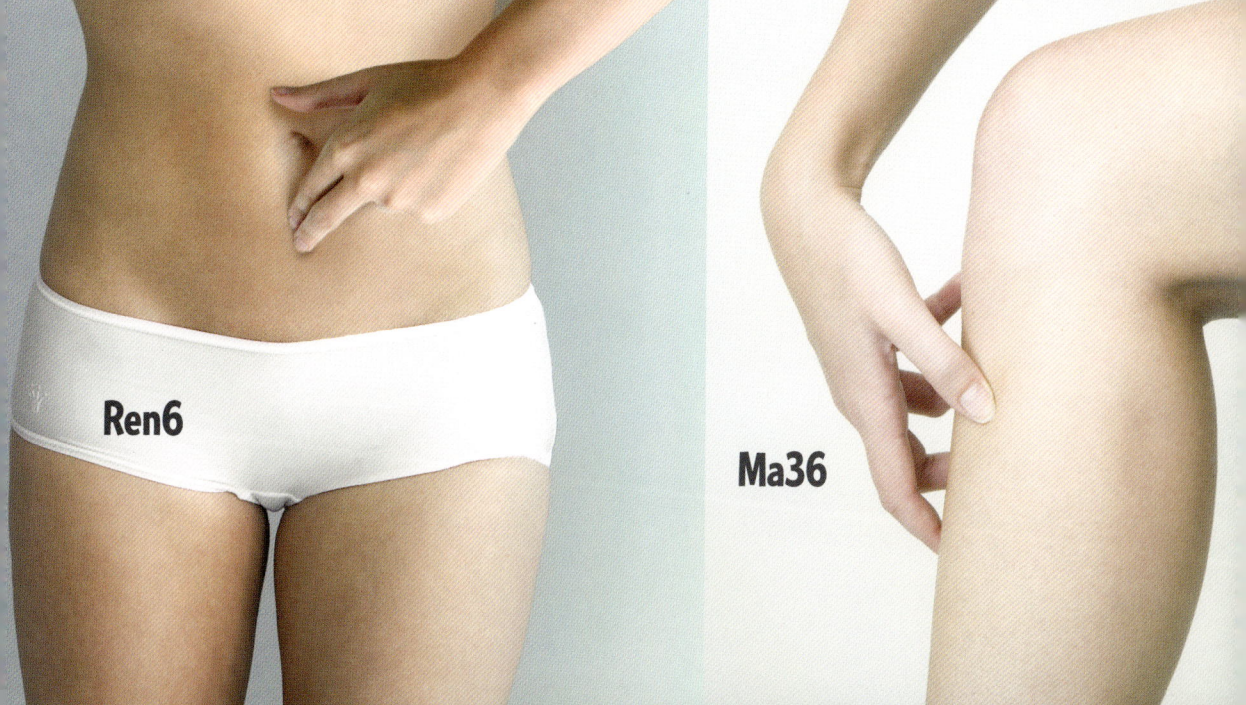

Ren6

Ma36

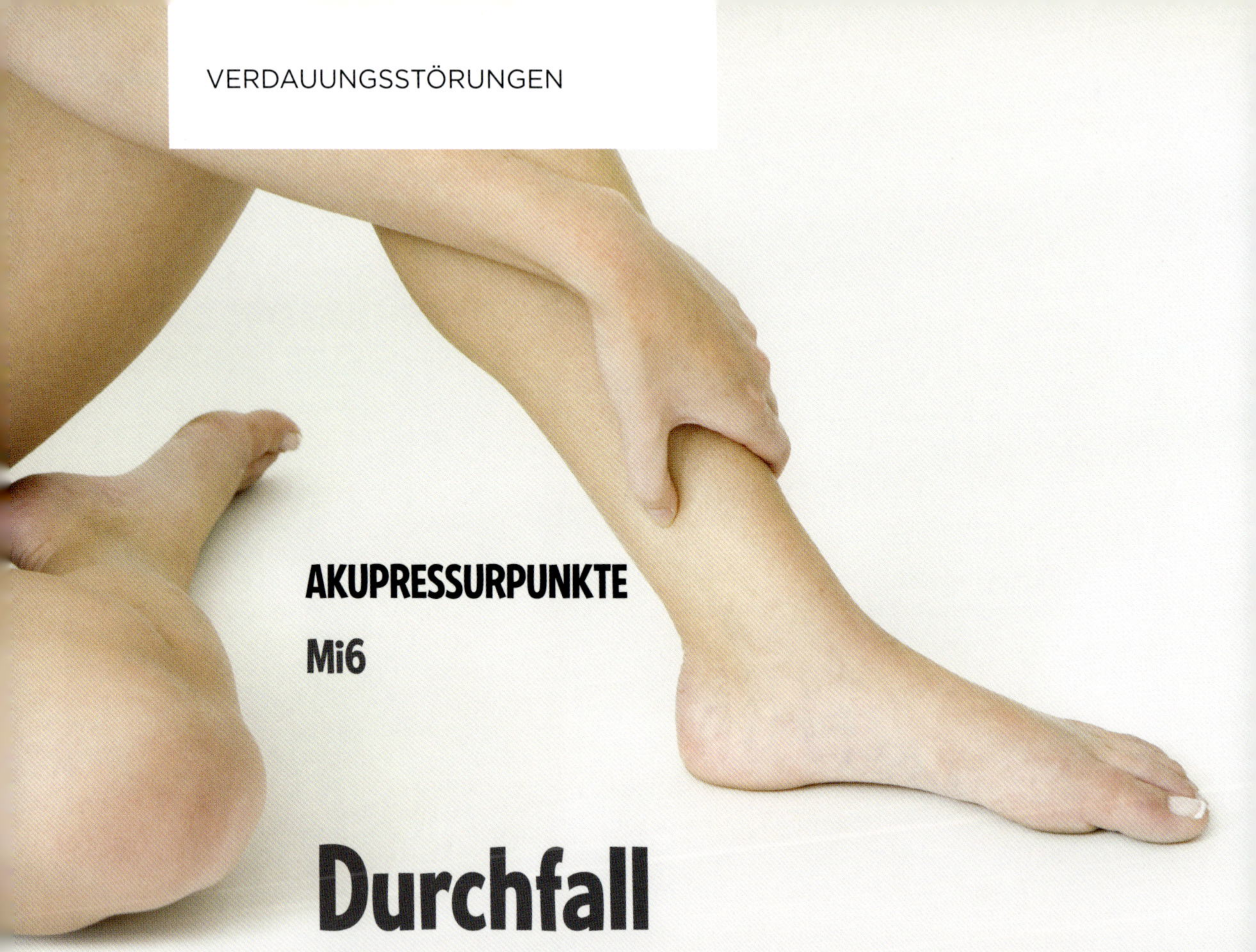

AKUPRESSURPUNKTE

Mi6

Durchfall

 Behandlungsdauer:
8 MINUTEN

Durchfall oder Diarrhö beschreibt den Zustand eines über-
mäßigen, sehr flüssigen und/oder zu häufigen Stuhlgangs.
Oft geht er mit einem Kältegefühl im Magen, Erschöpfung,
Müdigkeit, Blähungen und Kälteempfindlichkeit einher.

METHODE

Mit dem Daumen etwa zwei Minuten lang mäßigen Druck auf den
Punkt **Mi6** ausüben. Danach die Behandlung auf der anderen Seite
wiederholen. Ergänzend den Punkt **Ma36** zwei Minuten lang mit
einem heißen Moxa-Stift stimulieren (danach auf der anderen
Seite wiederholen).

IN DER TRADITIONELLEN CHINESISCHEN MEDIZIN

Durchfall kann der Retention von Kälte und dem übermäßigen Verzehr von kalten Lebensmitteln, Eis und rohen Salaten zugeschrieben werden. Er kann aber auch von einem Feuchtigkeitsüberschuss im Körper infolge eines übertriebenen Verzehrs von Milchprodukten oder einer Glutenunverträglichkeit herrühren. Die Milz ist geschwächt und die Mitte muss erhitzt werden, um den Energiefluss zu beleben und den Stuhlgang zu stoppen.

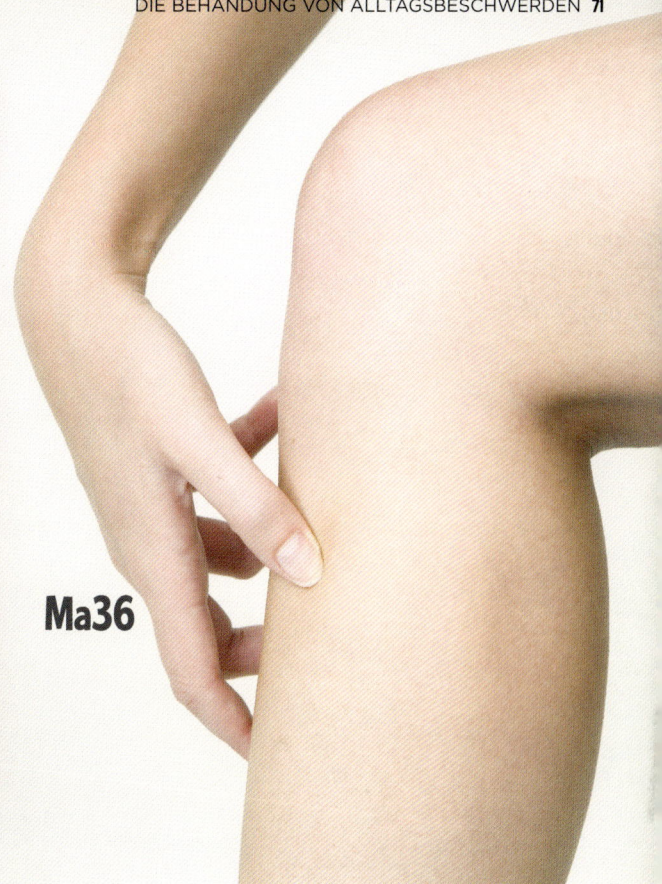

Ma36

EXTRA TIPPS

• Einen Tropfen **ätherisches Ingweröl** mit einem Tropfen Pflanzenöl vermischen, auf den Punkt **Ma36** geben und den Punkt anschließend mit einem heißen Moxa-Stift erhitzen. So werden der Effekt des Erhitzens und die Stimulierung der Milz verstärkt.

• Rohe und kalte Lebensmittel meiden, da diese zur Stagnation der Milzenergie führen und die Milz angreifen. Das Gleiche gilt für Fleisch, fetthaltige Produkte, Gleitmittel und Abführmittel sowie scharfe Gewürze, die der Milz schaden. Wählen Sie stattdessen milzstärkende Produkte wie etwa Äpfel, Maronen, Lotussamen, Eier und Fisch, Karotten und wärmende Gewürze wie Zimt, Nelken und Ingwer.

VARIANTE

Den Nabel und die Region ringsherum erhitzen, bis die Haut rot wird (zehn Minuten). Die Hitze belebt und hilft, den Stuhl zu regulieren.

Magenschmerzen

🕐 Behandlungsdauer:
14 MINUTEN

Wie Blähungen und Gasbildung im Darm können auch Magenschmerzen von einer Entzündung, Vergiftung oder Allergie herrühren, aber auch von einem Geschwür im Darmtrakt, einer Magenschleimhautentzündung, einer Magensenkung oder einer Bauchspeicheldrüsenentzündung – oft zusammen mit (Blut)Erbrechen. Suchen Sie unbedingt einen Arzt auf, wenn diese Symptome auftreten.

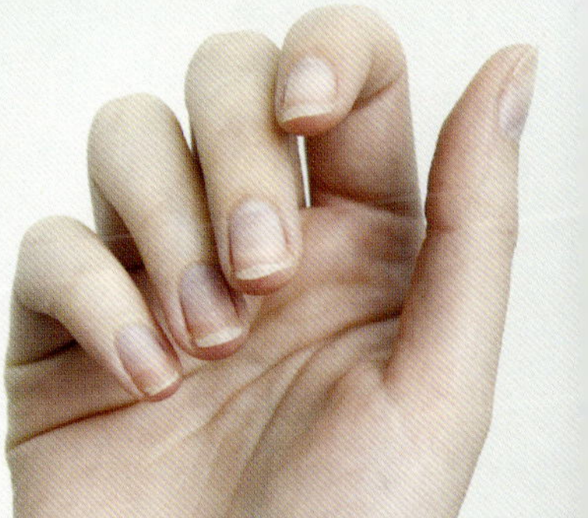

AKUPRESSURPUNKTE

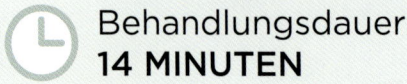

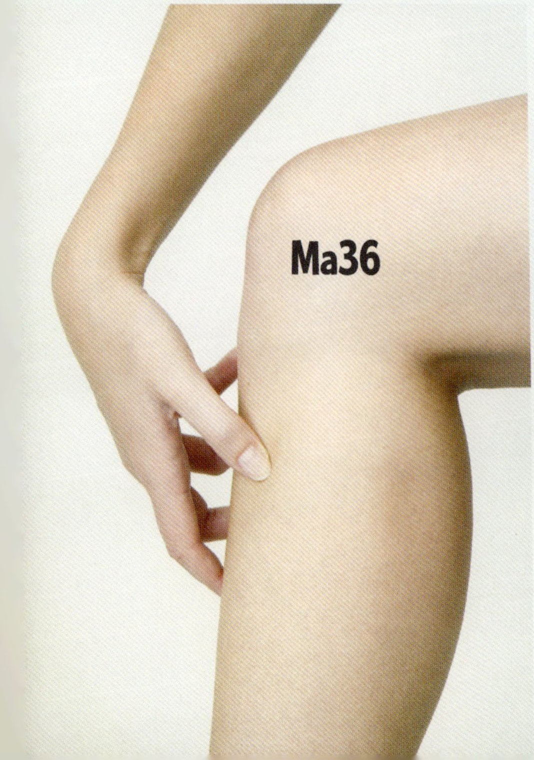

Ma36

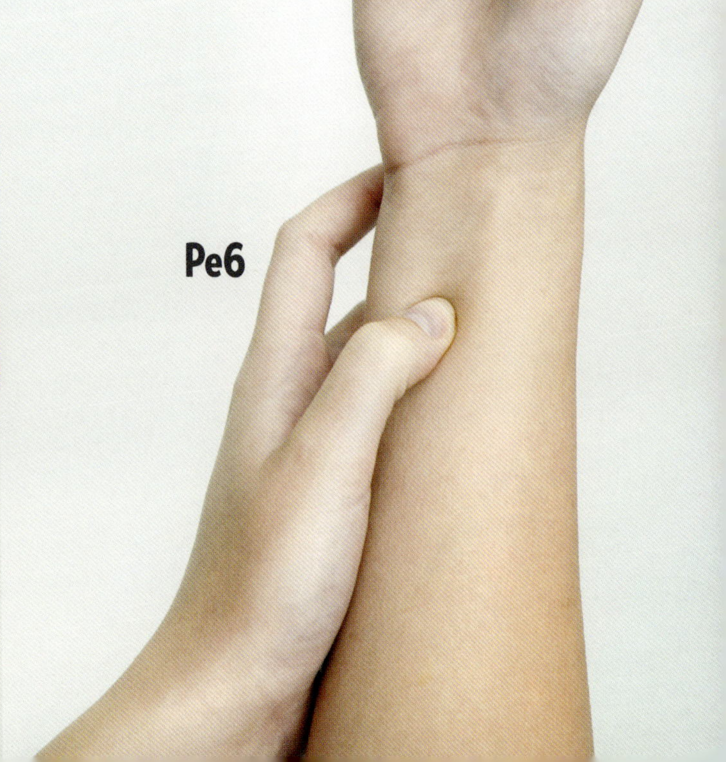

Pe6

METHODE

Mit dem Daumen etwa zwei Minuten lang mäßigen Druck auf jeden Punkt ausüben. Danach die Behandlung auf der anderen Seite wiederholen.

EXTRA TIPPS

- **Aloe vera** (Gel oder Saft) entlastet die Speisenröhrenwand und hat positive Wirkung auf die Schleimhaut. Präbiotika (Apotheke) können ebenfalls helfen, da sie die das Ungleichgewicht verursachenden Bakterien bekämpfen.
- Meiden Sie für einen Zeitraum von mindestens sechs Monaten glutenhaltige sowie Milchprodukte.

IN DER TRADITIONELLEN CHINESISCHEN MEDIZIN

Die TCM sieht einen engen Zusammenhang zwischen Magenschmerzen und den Organen Milz und Leber. Verursacht werden die Schmerzen meist von einer Blockade des Magen-Qi, die von Kälte oder Hitze herrührt, oder sogar vom Magen selbst, der vom Leber-Qi angegriffen wird, ausgelöst etwa von seelischen Störungen, unausgewogener Ernährung, einer Ansammlung von Feuchtigkeit und Phlegma ... Die Schmerzen hören auf, wenn die Blockade des Leber-Qi aufgehoben, das Qi reguliert und der Magen harmonisiert wird. Bei Fortdauer des bestehenden Lebensstils und der seelischen Störungen können die Schmerzen chronisch werden.

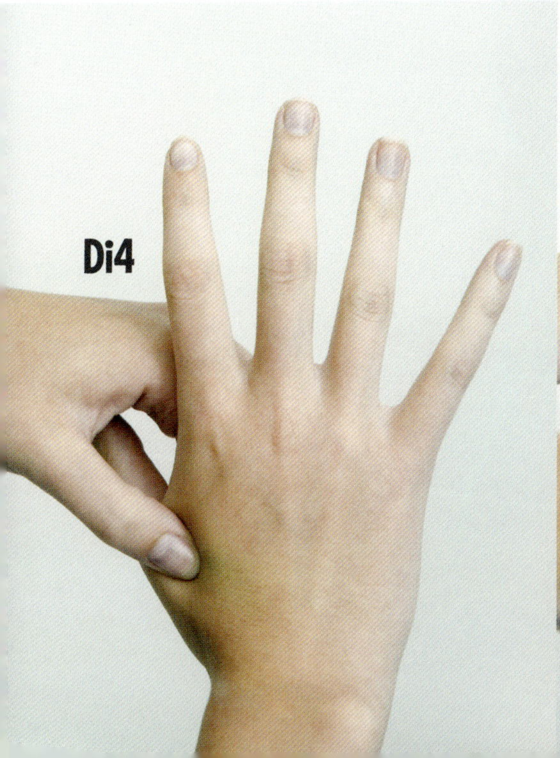

Di4

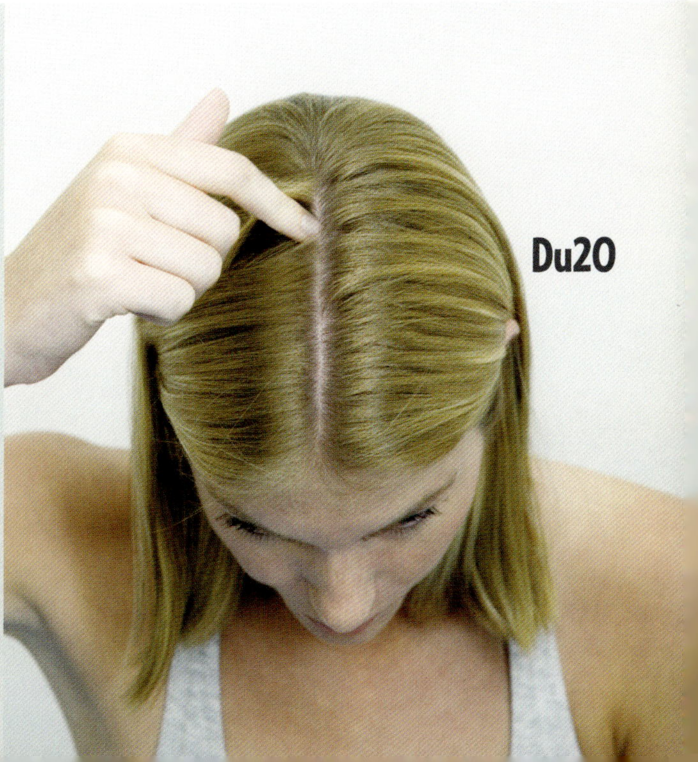

Du20

Schluckauf

🕐 Behandlungsdauer:
8 MINUTEN

AKUPRESSUR-PUNKTE

Ma36

Schluckauf ist ein Krampf und ein unfreiwilliges Zusammenziehen des Zwerchfells, wodurch eine Einatmungsbewegung ausgelöst wird, die mit einem abrupten Verschluss des Kehlkopfs einhergeht.

METHODE

Mit dem Daumen etwa zwei Minuten lang mäßigen Druck auf jeden Punkt ausüben. Danach die Behandlung auf der anderen Seite wiederholen.

✚ EXTRA TIPPS

- Ein beliebter Trick, der tatsächlich funktioniert: ein Glas Wasser in einem Zug leer trinken und währenddessen die Luft anhalten. Notfalls wiederholen.

- Alternative: einen Tropfen **ätherisches Estragonöl** auf die Zunge geben. Vorsicht: Dieses Öl ist reizend und brennt – das sind auch die Effekte, die den Schluckauf beenden!

Pe6

IN DER TRADITIONELLEN CHINESISCHEN MEDIZIN

Schluckauf ist nicht die Folge einer einzelnen Störung, sondern wird von einer Reihe von Ungleichgewichten ausgelöst, die als gastroösophageale Refluxkrankheit oder kurz Refluxkrankheit bezeichnet wird. Typische Symptome dieser komplexen Krankheit sind die Stagnation des Phlegma-Qi und Erschöpfung, die von psychischen Spannungen, unausgewogener Ernährung und Überanstrengung herrühren. Wer häufig Schluckauf hat, sollte unbedingt einen Arzt aufsuchen.

Reisekrankheit

 Behandlungsdauer:
6 MINUTEN

Diese Krankheit, auch Kinetose genannt, hat ihren Ursprung in der Reizung des Labyrinths, des komplexen Gebildes des Innenohrs mit seinem Hohlraumsystem. Oft geht das Unwohlgefühl mit Übelkeit und Erbrechen einher und tritt während der Fahrt mit Schiff, Auto, Flugzeug oder Zug auf.

Pe6

AKUPRESSURPUNKT

METHODE
Mit dem Daumen den Punkt zwei bis drei Minuten (höchstens) mit Druck behandeln und dabei die Intensität sukzessive steigern, bis der Schmerzpunkt erreicht ist. Dann die Behandlung am anderen Unterarm wiederholen.

VARIANTE

Den Punkt mithilfe der Magnetfeldtherapie behandeln (dazu für Schmerzlinderung geeignete Magnete verwenden). Den Magneten auf den Punkt platzieren, das Ende des Magneten nach außen zum Daumen hin drehen und mit einem Heftpflaster fixieren. Die Behandlung sollte spätestens eine halbe Stunde vor der Abreise beginnen, kann aber auch während der Reise stattfinden. Vorsicht: nicht mehr als drei Anwendungen in wenigen Stunden!

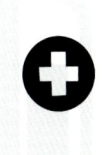

EXTRA TIPP

Einen oder zwei Tropfen **ätherisches Lavendel**- oder **Pfefferminzöl** auf die Handgelenke träufeln und gut einmassieren. Bei Übelkeit eventuell einen Tropfen **ätherisches Pfefferminzöl** unter die Zunge geben.

IN DER TRADITIONELLEN CHINESISCHEN MEDIZIN

Meist steht dieses Unwohlsein im direkten Zusammenhang mit Störungen der Leber- und Gallenblasenfunktion. Deshalb ist es wichtig, diese beiden Organe entsprechend präventiv zu behandeln.

Übelkeit & Erbrechen

 Behandlungsdauer:
12 MINUTEN

Brechreiz hat diverse Ursachen, von denen einige im Zusammenhang mit dem Nervensystem, dem Magen und dem Verdauungstrakt stehen. Übelkeit rührt oft von einer Magen-Darm-Entzündung (Gastroenteritis) oder Lebensmittelvergiftung her, kann aber auch die Nebenwirkung einer medikamentösen Behandlung sein (zum Beispiel Chemotherapie). Öfter wiederkehrende Übelkeit in Verbindung mit Erbrechen kann schnell zur Dehydration führen und muss behandelt werden.

AKUPRESSURPUNKTE

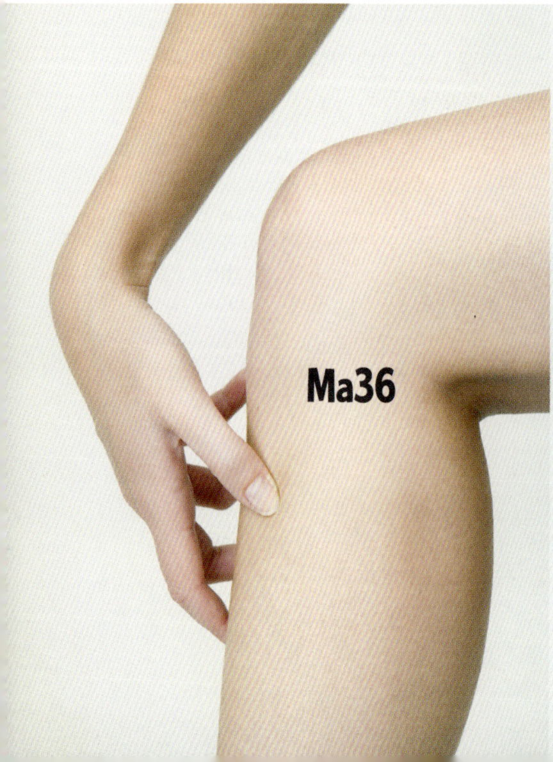

Ma36

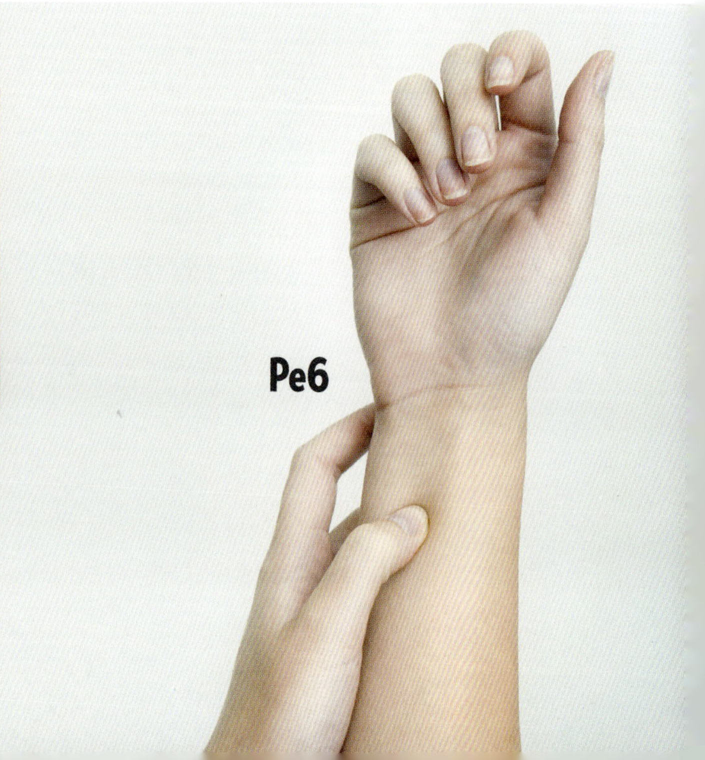

Pe6

METHODE

Mit dem Daumen etwa zwei Minuten lang mäßigen Druck auf jeden Punkt ausüben. Danach die Behandlung auf der anderen Seite wiederholen.

EXTRA TIPPS

- **Frische Ingwerwurzel** beruhigt den Magen. Einfach ein kleines Stück essen oder daraus einen Aufguss bereiten: zwei bis drei Stücke frischen Ingwer fein hacken, in 200 ml kochendes Wasser geben und fünf Minuten kochen. Abseihen, eventuell mit etwas Honig süßen und so lange trinken, bis die Übelkeit nachlässt.

- Alternative: einen Tropfen **ätherisches Ingweröl** auf den Handrücken geben und ablecken (jedoch nicht öfter als fünfmal täglich).

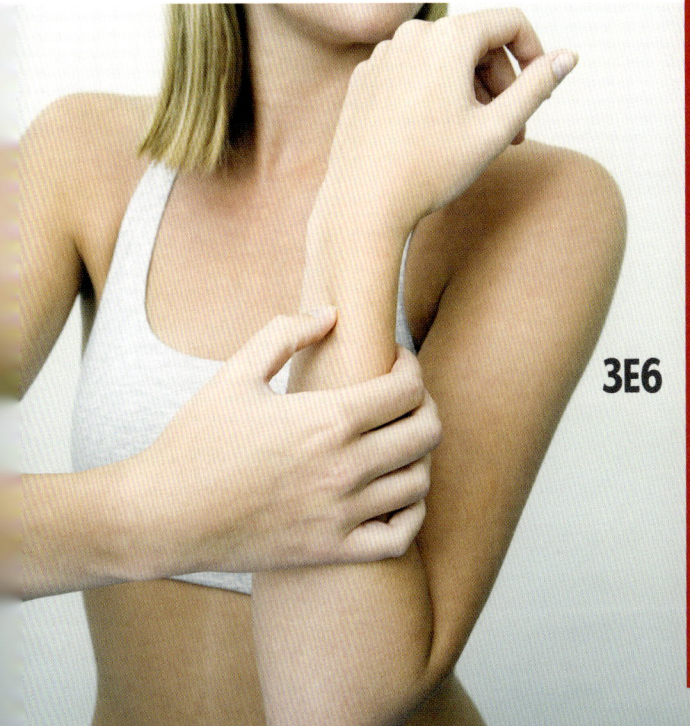

3E6

IN DER TRADITIONELLEN CHINESISCHEN MEDIZIN

Die Magenenergie ist abwärts gerichtet. Wird sie blockiert, steigt sie gegen den Fluss wieder hoch und löst so Übelkeit und Brechreiz aus. Deshalb ist es so wichtig, den Magen und den Verdauungstrakt zu regulieren und zu normalisieren, sodass die Energie des Magens wieder abwärts fließen kann. Reizung der Energiepunkte ist eine der wirksamsten natürlichen Therapiemaßnahmen – neben gesunder Ernährung, der ja immer eine bedeutende Rolle zukommt.

Allergien

 Behandlungsdauer:
14 MINUTEN

Allergien sind heftige spezifische Reaktionen des Immunsystems zur Bekämpfung von Eindringlingen (siehe auch S. 156) und gehen mit einer schweren Entzündung und mit allergischen Symptomen einher. Neben Symptomen im Bereich der Atemwege und Ohren äußern sich Allergien auch in Gestalt von Ekzem, Hautausschlag, Verdauungsstörungen, Kopfschmerzen und/oder Augenproblemen.

METHODE

• Mit dem Daumen zwei Minuten lang mäßigen Druck auf jeden Punkt (außer **Ma36**) ausüben. Die Behandlung auf der anderen Seite wiederholen.

• Punkt **Ma36** eventuell zehn Minuten lang mit einem heißen Moxa-Stift behandeln.

AKUPRESSURPUNKTE

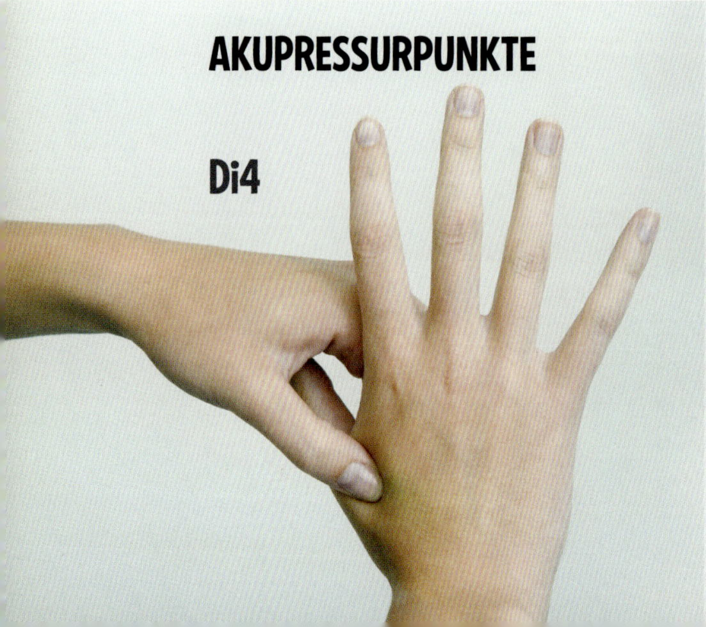

Di4

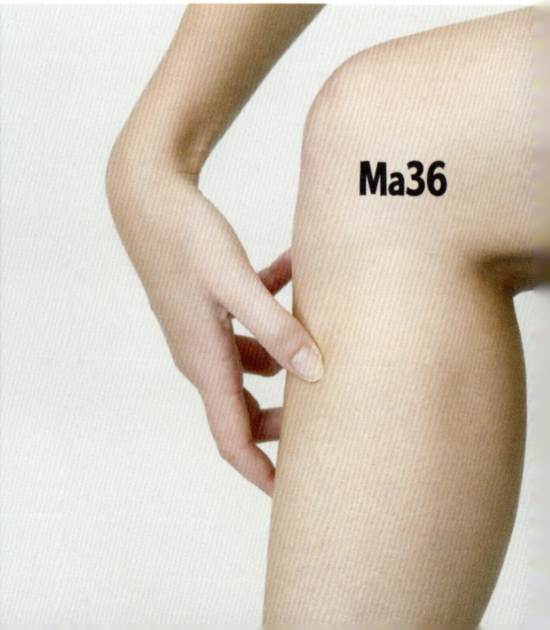

Ma36

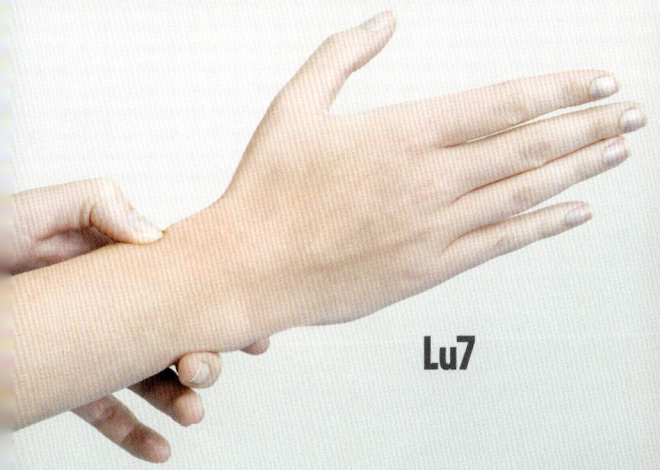

Di20

Du20

Lu7

IN DER TRADITIONELLEN CHINESISCHEN MEDIZIN

Das Immunsystem ist stark von den Lungen abhängig. Letztere regeln unter anderem die Abwehrkräfte des Körpers, schützen uns gegen Eindringlinge und versorgen die Haut mit Nährstoffen. Werden die Lungen selbst nicht ausreichend mit Energie versorgt, dann wird auch das Immunsystem geschwächt und alles gerät aus dem Gleichgewicht.

✚ EXTRA TIPPS

• Statt Milchprodukte und glutenhaltiger sowie verarbeiteter Lebensmittel viel Obst, Gemüse und andere ballaststoffreiche Produkte verzehren.

• **Präbiotika** (Apotheke) nehmen, da sie die Darmflora anregen und stabilisieren, gegen allergische Reaktionen schützen und entzündungshemmend sind.

• **Fischöl** und **Omega-3-Fettsäuren** sind wegen ihrer entzündungshemmenden Wirkung ebenfalls wichtig.

VARIANTE

Bringt Entlastung bei einer Nebenhöhlenentzündung: Mit dem Zeigefinger drei Minuten lang mäßigen Druck auf Punkt **Di20** (beiderseits der Nase) ausüben und dabei tief und langsam atmen. In China wird dieser Punkt seit jeher bei einer verstopften Nase behandelt.

Asthma

 Behandlungsdauer:
7 MINUTEN

Asthma ist eine chronische Entzündung der Atemwege infolge einer Hypersensibilität der Bronchien und geht oft mit Allergien einher. Auslöser ist häufig eine Bronchitis oder eine Lungenentzündung. Asthma äußert sich meistens nachts in der Störung der Atmung (Atemnot) und Pfeifatmung (Keuchen) und verschwindet manchmal spontan oder nach einer entsprechenden Behandlung. Ausgelöst werden solche Anfälle durch Pollen, Feuchtigkeit, Tierhautschuppen (tote Haut und Haare), Staub, Hausstaubmilben, Nahrungsmittel, starke Emotionen, Rauchen oder Anstrengung.

AKUPRESSURPUNKTE

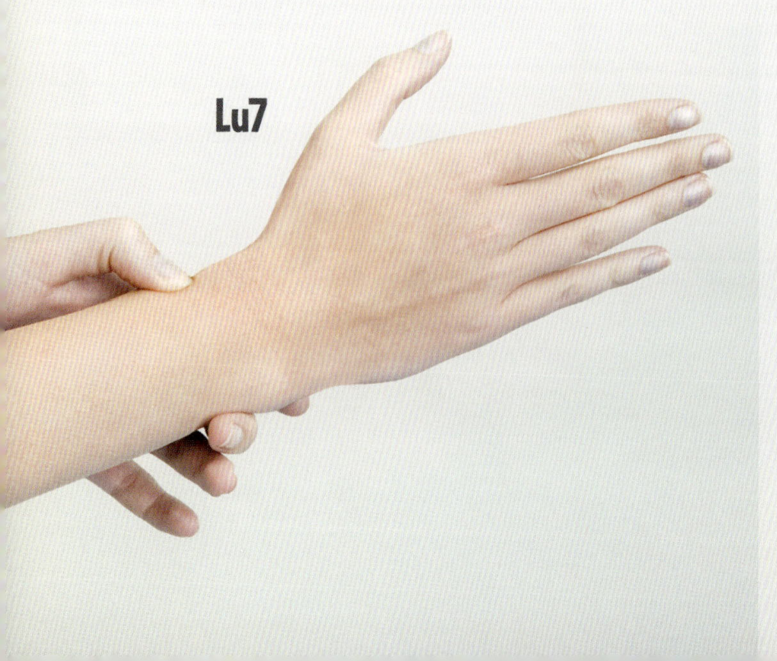

Lu7

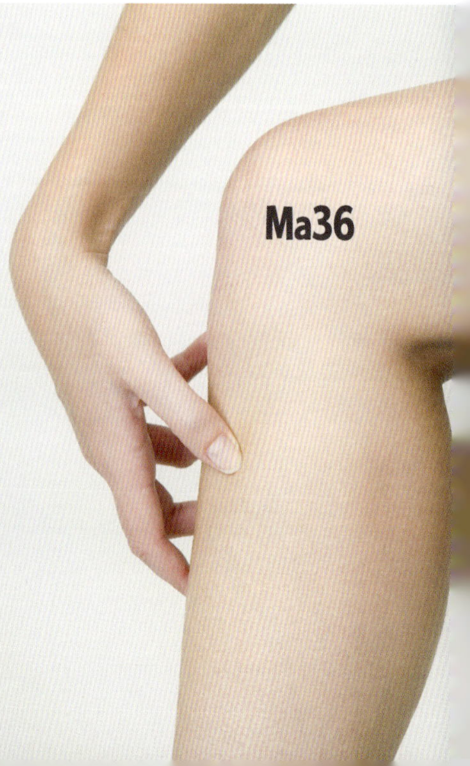

Ma36

METHODE

Mindestens zweimal täglich mit dem Daumen eine Minute lang mäßigen Druck auf jeden Punkt ausüben. Die Behandlung auf der anderen Seite wiederholen.

EXTRA TIPPS

- Je zwei Tropfen **Niaouli-Öl** und **Echtes Lavendelöl** sowie drei Tropfen **Süßmandelöl** (alle ätherisch) vermischen, die Mischung dreimal täglich auf den Solarplexus und den Rücken geben und einmassieren.

- Meiden Sie Milchprodukte sowie fetthaltige, sehr süße und sehr salzige, feuchtigkeits-spendende, sehr säurehaltige (Essig) und glutenhaltige Produkte. Greifen Sie statt-dessen zu Nüssen, Sesamsaat, Mandeln, Maronen, Mandarinen, Rüben, Spinat ... Vorsicht ist geboten mit allergenen Produkten wie Fisch und Meeresfrüchten.

IN DER TRADITIONELLEN CHINESISCHEN MEDIZIN

Ob die Lunge normal funktioniert, hängt von anderen Organen ab: Die Milz leitet die Energie, die sie produziert, weiter an die Lunge. Die Leber unterstützt die Lunge dabei, das Qi zu senken, während die Niere das Qi speichert, das von der Lunge hinunterfließt. Externe Erreger, Nahrungsmittel-allergien und starke Emotionen beeinträchtigen die Lungen-funktion und lösen aufgrund eines Energie-Überschusses oder -Mangels Asthmaanfälle aus.

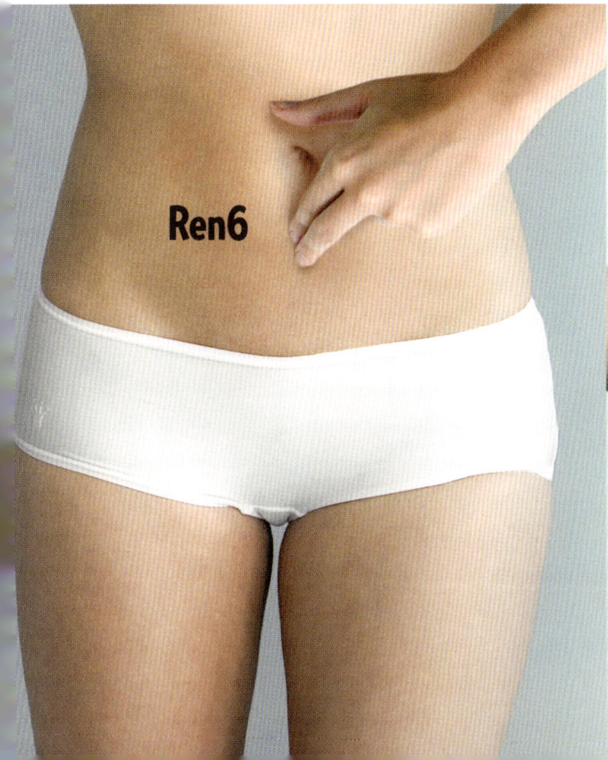

Ren6

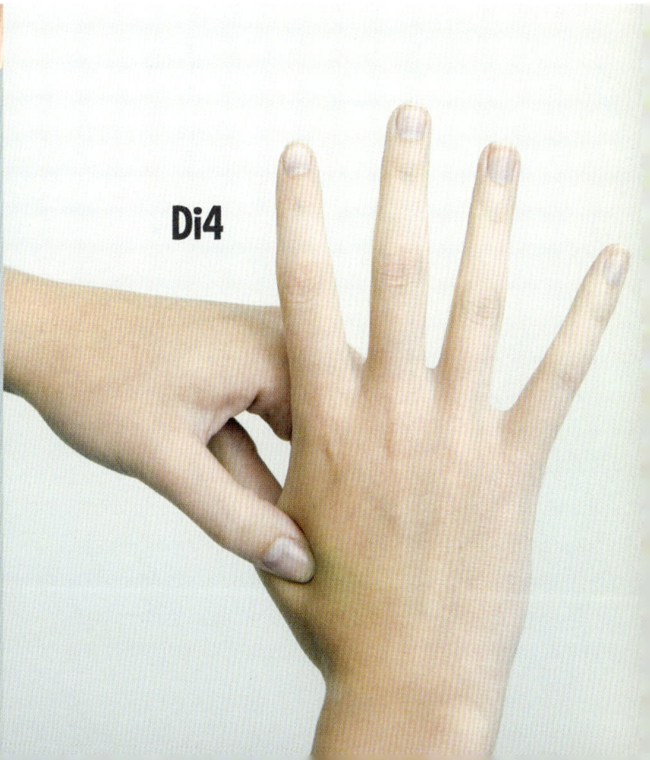

Di4

Tinnitus (Ohrensausen)

 Behandlungsdauer:
18 MINUTEN

Tinnitus beschreibt den Zustand dauerhafter, zeitweiliger und/oder pulsierender Geräusche im Ohr (Pfeifen, Klingeln, Brummen), und zwar auch dann, wenn es keine Umgebungsgeräusche gibt. Verursacher können wiederholte Einwirkungen (lange Handygespräche, laute Musik), Arbeitsüberlastung, ungesunde Ernährung, exzessives Sexualverhalten und/oder psychische Belastung sein. Darüber hinaus kann auch die regelmäßige Einnahme von bestimmten Medikamenten (Antibiotika, Aspirin, Diuretika, Blutdrucksenker) einen Tinnitus auslösen. Zögern Sie im Zweifelsfall nicht, Ihren Arzt danach zu fragen.

METHODE

Mit dem Daumen zwei Minuten lang mäßigen Druck auf jeden Punkt ausüben. Die Behandlung auf der anderen Seite wiederholen.

 ## EXTRA TIPPS

• Zur Versorgung von Leber und Nieren, die in Verbindung mit den Ohren stehen, empfiehlt sich der Verzehr von Nüssen, Maronen und Lotussamen. Meiden Sie kalte und rohe Lebensmittel: Kälte führt zur Verengung der Eustachi-Röhren (Ohrtrompeten), was den Abfluss des Innenohrs negativ beeinträchtigt. Verzichten Sie auch auf Milch- und glutenhaltige Produkte, denn die steigern das Phlegma und blockieren den freien Energiefluss.

• Extrakt aus den Blättern des **Ginkgo biloba** (Apotheke) lindert den Tinnitus in der Klingelvariante, da die Kapillardurchblutung verbessert wird.

VARIANTE

Den Punkt **3E6** drei Minuten lang massieren.

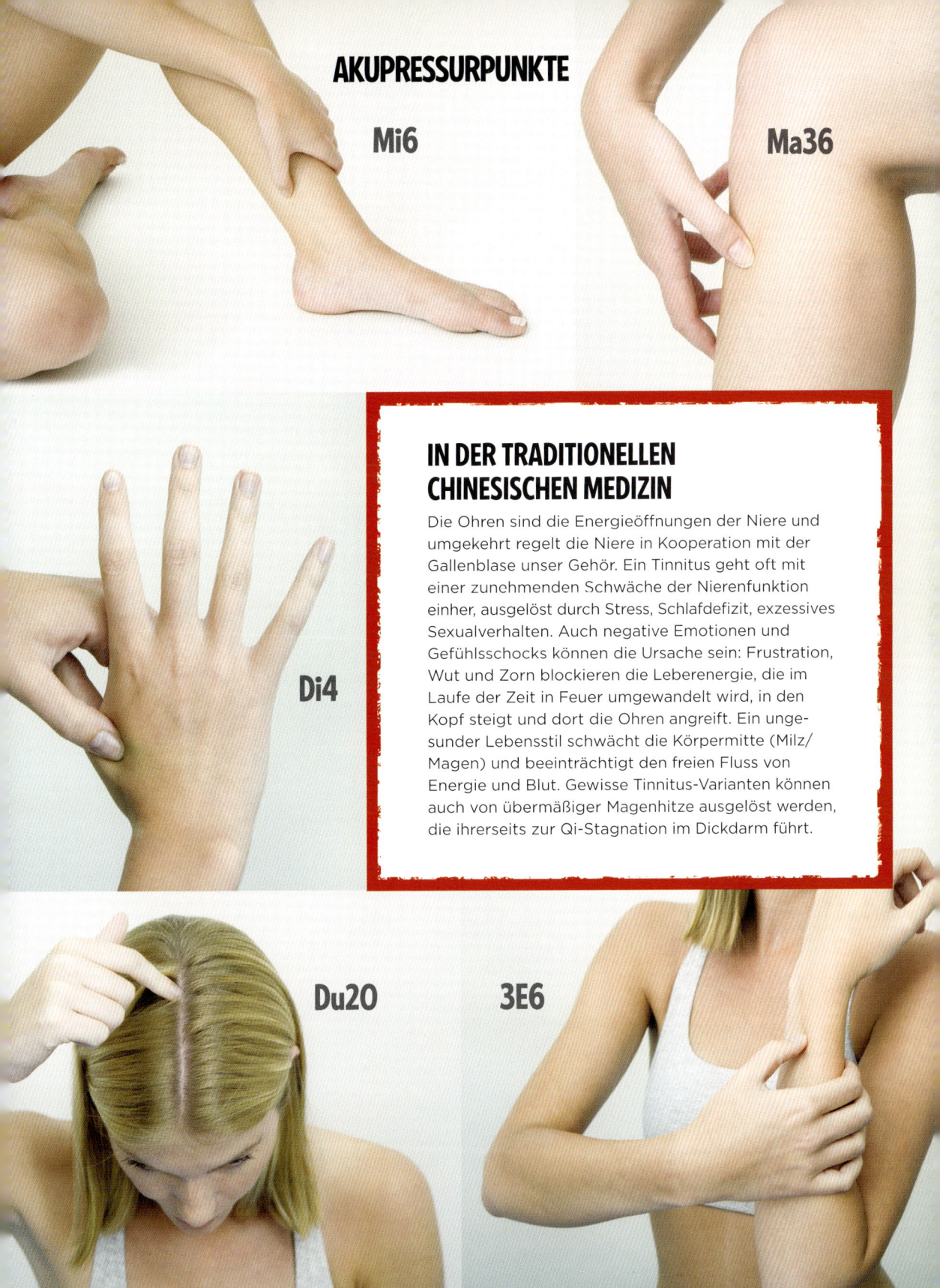

AKUPRESSURPUNKTE

Mi6

Ma36

Di4

IN DER TRADITIONELLEN CHINESISCHEN MEDIZIN

Die Ohren sind die Energieöffnungen der Niere und umgekehrt regelt die Niere in Kooperation mit der Gallenblase unser Gehör. Ein Tinnitus geht oft mit einer zunehmenden Schwäche der Nierenfunktion einher, ausgelöst durch Stress, Schlafdefizit, exzessives Sexualverhalten. Auch negative Emotionen und Gefühlsschocks können die Ursache sein: Frustration, Wut und Zorn blockieren die Leberenergie, die im Laufe der Zeit in Feuer umgewandelt wird, in den Kopf steigt und dort die Ohren angreift. Ein ungesunder Lebensstil schwächt die Körpermitte (Milz/Magen) und beeinträchtigt den freien Fluss von Energie und Blut. Gewisse Tinnitus-Varianten können auch von übermäßiger Magenhitze ausgelöst werden, die ihrerseits zur Qi-Stagnation im Dickdarm führt.

Du20

3E6

Halsschmerzen

 Behandlungsdauer:
8 MINUTEN

Halsschmerzen sind meistens harmlos, können aber sehr unangenehm sein. In 85 Prozent der Fälle ist ein Virus der Auslöser, manchmal auch trockene Luft und kalter Wind. Auch eine dauerhafte Belastung der Stimmbänder und Halsmuskulatur, etwa bei Sängern, Schauspielern, Rednern und auch Lehrern, kann Halsschmerzen auslösen. Die Symptome: geröteter, brennender und gereizter Hals (typische Anzeichen einer Entzündung). Halsschmerzen sind oftmals das erste Symptom einer Erkältung oder Grippe.

AKUPRESSURPUNKTE

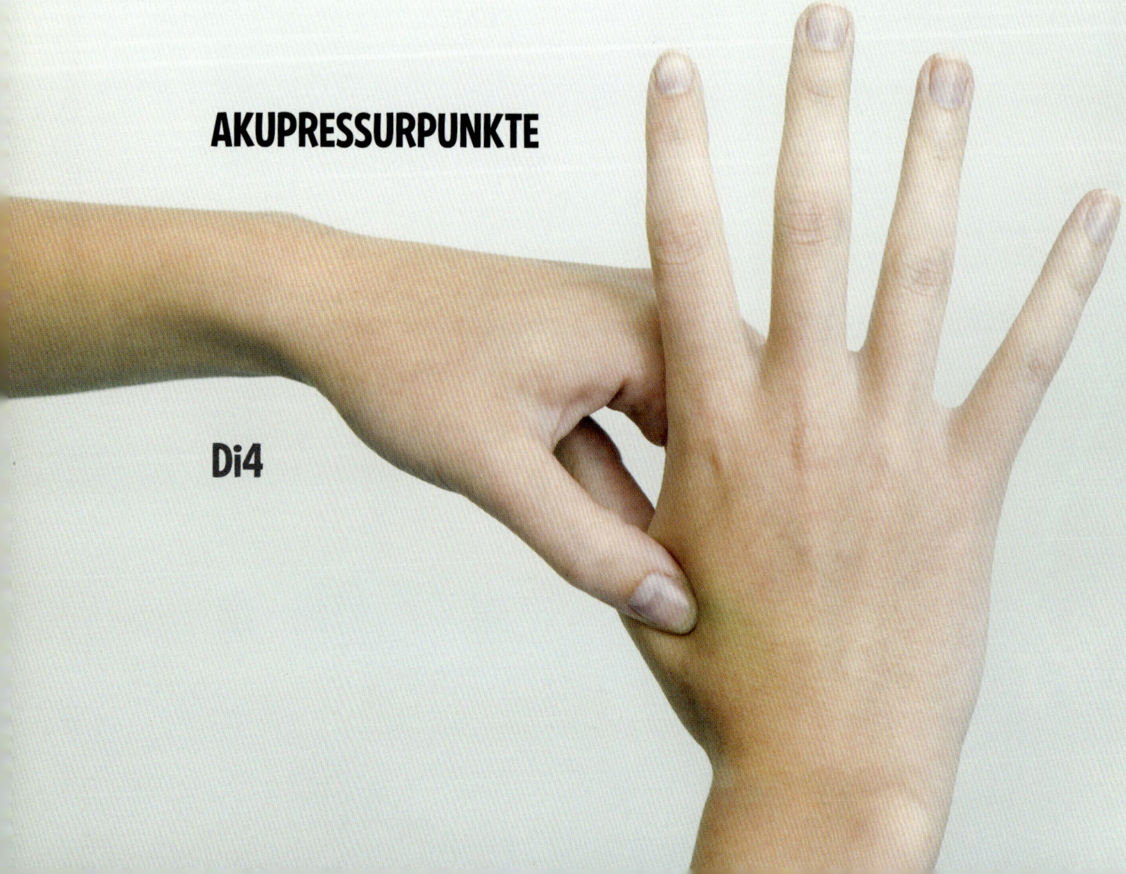

Di4

METHODE

- Mit dem Daumen zwei Minuten lang mäßigen Druck auf die Punkte **Di4** und **3E6** ausüben. Danach auf der anderen Seite wiederholen.
- Punkt **Ma36** zehn Minuten lang mit einem heißen Moxa-Stift stimulieren.

EXTRA TIPPS

- Versuchen Sie es mit **Birnentee** (Xian Li Cha): aus 3 g Tee und einem in Scheiben geschnittenen Stück Birne einen Aufguss herstellen. Gut rühren und trinken. Dieser Tee spendet Hals und Körper Feuchtigkeit.
- Probieren Sie auch **kolloidales Silber** oder **Silberwasser** – ein natürliches Antibiotikum, das früher oft wegen seiner antimikrobiellen, antibakteriellen und pilztötenden Wirkung eingesetzt wurde. Hierzu morgens nüchtern einen Teelöffel Silberwasser einnehmen.

IN DER TRADITIONELLEN CHINESISCHEN MEDIZIN

Dieses Ungleichgewicht zeigt sich auf zwei Arten – Kälte und Hitze. Die exogene Wirkung (von außerhalb des Körpers) wird durch die widernatürliche Wind-Hitze-Energie ausgelöst, welche die Lunge schwächt, in den Körper eindringt und den Hals angreift. Das endogene Ungleichgewicht (das aus dem Körperinneren stammt) wird oft mit einem Mangel an flüssiger Yin-Energie in der Niere in Zusammenhang gebracht: Flüssigkeitsmangel fördert die Tätigkeit von Feuer, das, über den Weg des Nierenmeridians, auch den Hals beeinträchtigt und somit ein Ungleichgewicht erzeugt. Deshalb ist es wichtig, das Immunsystem, vor allem Lunge und Niere, zu schützen.

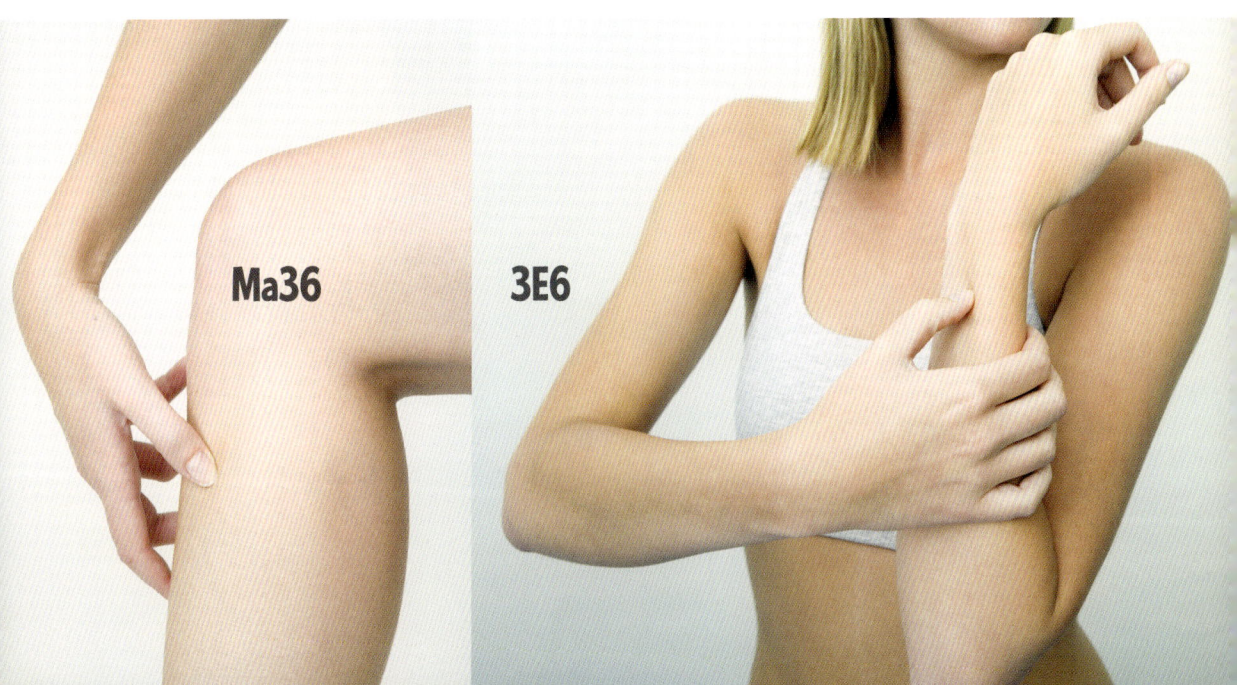

Ma36   3E6

Verlust des Geruchssinns

 Behandlungsdauer:
14 MINUTEN

Vom Verlust des Geruchssinns ist „nur" eines der beiden Nasenlöcher (partielle Anosmie) oder auch beide (komplette Anosmie) betroffen. Häufige Ursache: Schnupfen, Nebenhöhlenentzündung, Virusinfektion.

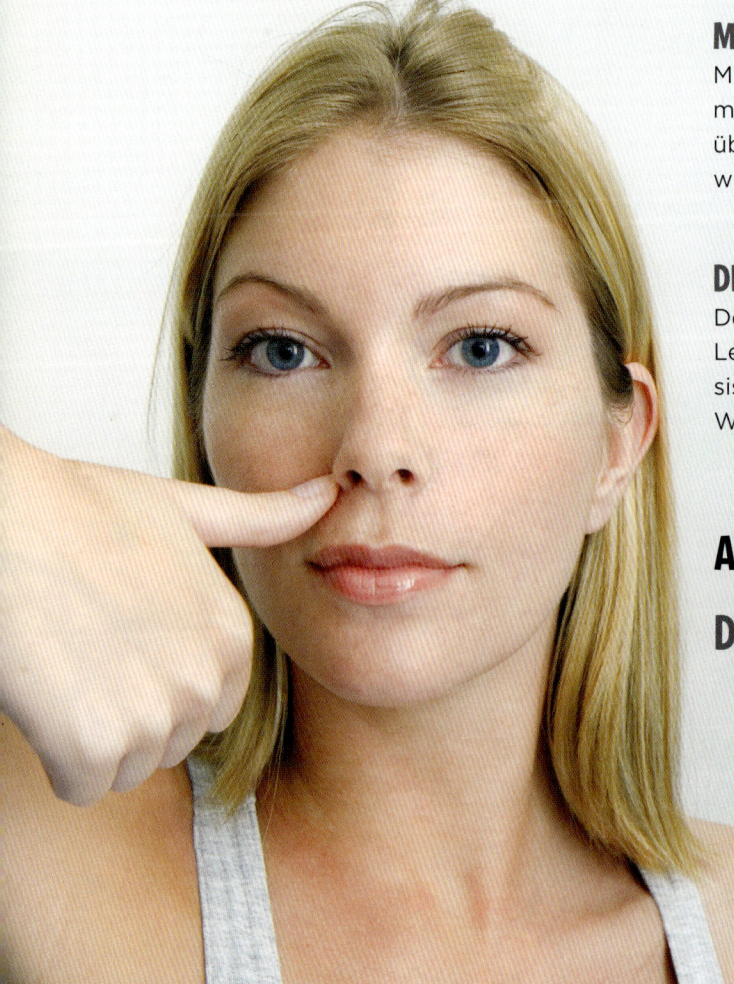

METHODE

Mit dem Daumen zwei Minuten lang mäßigen Druck auf die Punkte ausüben. Danach auf der anderen Seite wiederholen.

DER ZU BEHANDELNDE PUNKT

Der Punkt zur Regulierung dieses Leidens ist Punkt **Di20** – im Chinesischen „Ying Xiang" (willkommener Wohlgeruch).

AKUPRESSURPUNKTE

Di20

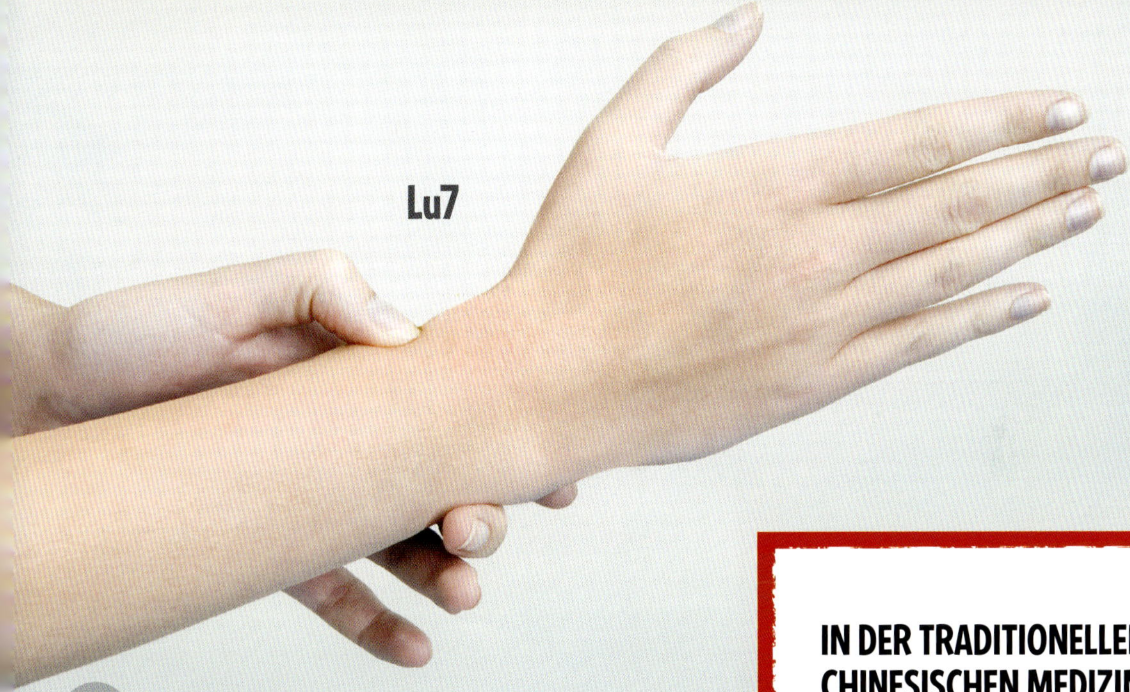

Lu7

EXTRA TIPPS

- In einer kleinen Braunglasflasche 20 Tropfen **Majoranöl** und je zehn Tropfen **Rosmarinöl** und indisches **Nardenöl** (alle ätherisch) vermischen. Morgens und abends drei Tropfen der Mischung auf den Solarplexus geben und massieren.

- Die Ernährung umstellen. Mehr hierzu finden Sie auf S. 91 (Rhinitis) und S. 95 (Sinusitis).

- Ergänzend können auch andere traditionelle Methoden angewandt werden, wie Akupunktur, Moxa-Therapie und Fußreflexzonenmassage.

IN DER TRADITIONELLEN CHINESISCHEN MEDIZIN

Die Nase ist das Sinnesorgan, das mit der Lunge in Verbindung steht: Sie hilft der Lunge bei der Kommunikation mit der Außenwelt. Die Blockade des Lungen-Qi führt zu einer verstopften Nase und somit auch zur Unfähigkeit, Gerüche wahrzunehmen.

Di4

Du26

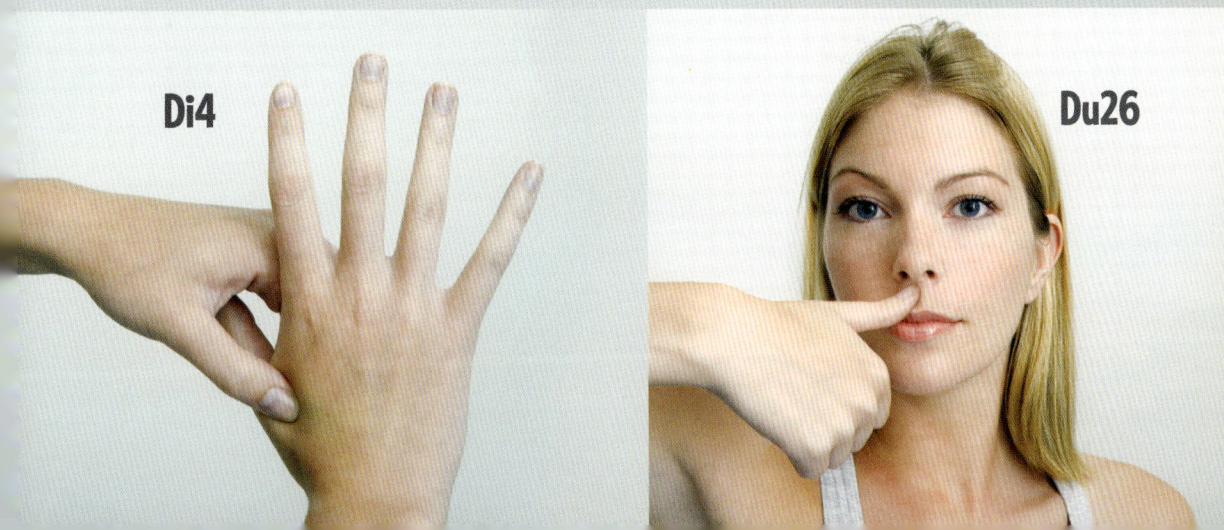

Schnupfen

🕐 Behandlungsdauer:
10 MINUTEN

Schnupfen (Rhinitis oder Nasenkatarrh) ist eine akute (oder chronische) Entzündung der Nasenhöhlenschleimhaut infolge einer Infektion, die meist einem Virus geschuldet ist. Symptome sind ein klares Sekret und ein brennendes, verstopftes Gefühl in der Nase. Bei einer bakteriellen Infektion ist das Sekret gelblich und dick.

METHODE

Mit dem Daumen eine Minute lang mäßigen Druck im Uhrzeigersinn auf jeden Punkt ausüben. Danach auf der anderen Seite wiederholen. Während der akuten Phase mindestens dreimal täglich anwenden.

AKUPRESSURPUNKTE

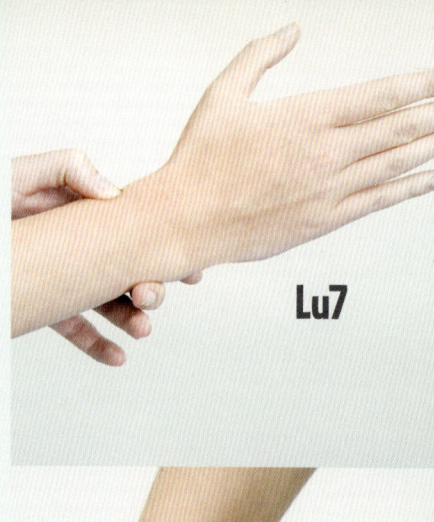

Lu7

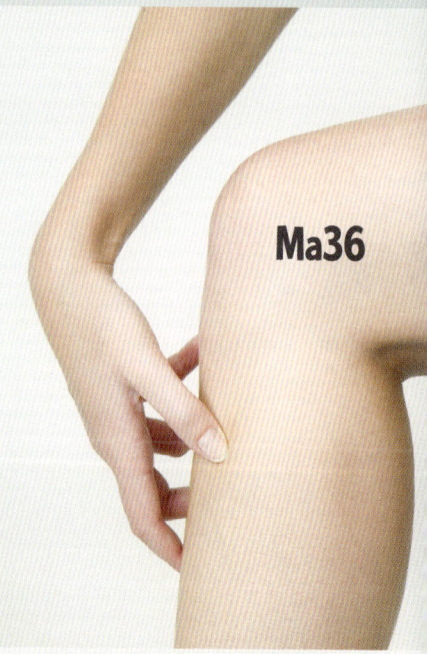

Ma36

Di4

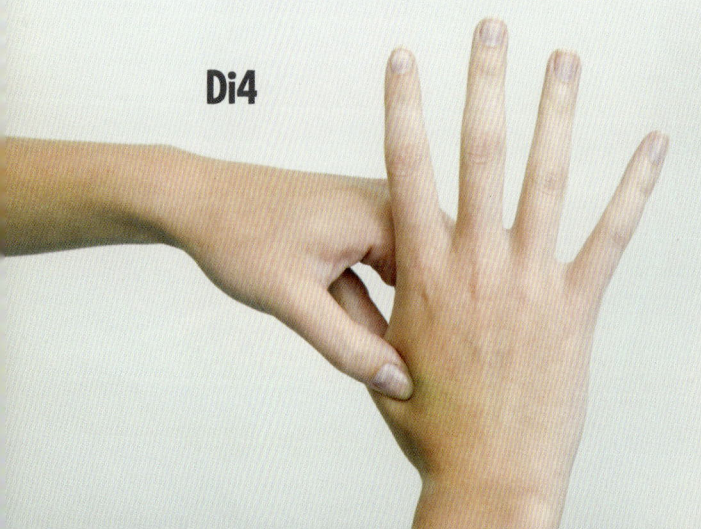

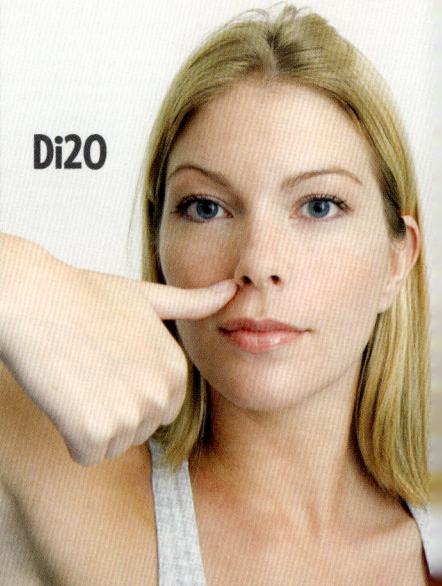

Di20

✚ EXTRA TIPPS

- 25 Tropfen **Rosmarinöl** (Cineol), 25 Tropfen **Eucalyptus-Radiata-Öl** und 25 Tropfen **Echtes Lavendelöl** mit 30 ml **Süßmandelöl** (alle ätherisch) vermischen. Dreimal täglich drei Tropfen dieser Mischung in jedes Nasenloch geben. Alternativ **Rosmarinöl** und **Eukalyptusöl** (beide ätherisch) im Raum verteilen. Kleinkindern und Schwangeren darf die Mischung nicht verabreicht werden.

- Ein kleines Stückchen (1 g) **Bio-Roh-Propolis** (Bienenharz) dreimal täglich ein bis zwei Stunden lang als Kaugummi kauen.

- Milchprodukte meiden, da diese Phlegma und Hitze steigern (siehe Nebenhöhlenentzündung S. 95).

IN DER TRADITIONELLEN CHINESISCHEN MEDIZIN

Die Nase ist die Öffnung, über die die Lunge mit der Umgebung kommuniziert. Somit können Erreger über die Nase in die Lunge eindringen. Wind, Kälte, Feuchtigkeit und Hitze fördern die Stagnation von Qi und Blut in der Nase und somit auch in der Lunge. Die Schwäche des Milz-, Lungen- und Nieren-Qi sowie Umwelteinflüsse (wie Temperaturwechsel, Veränderungen der Luftfeuchtigkeit und Luftverschmutzung) können ebenfalls einen Schnupfen auslösen.

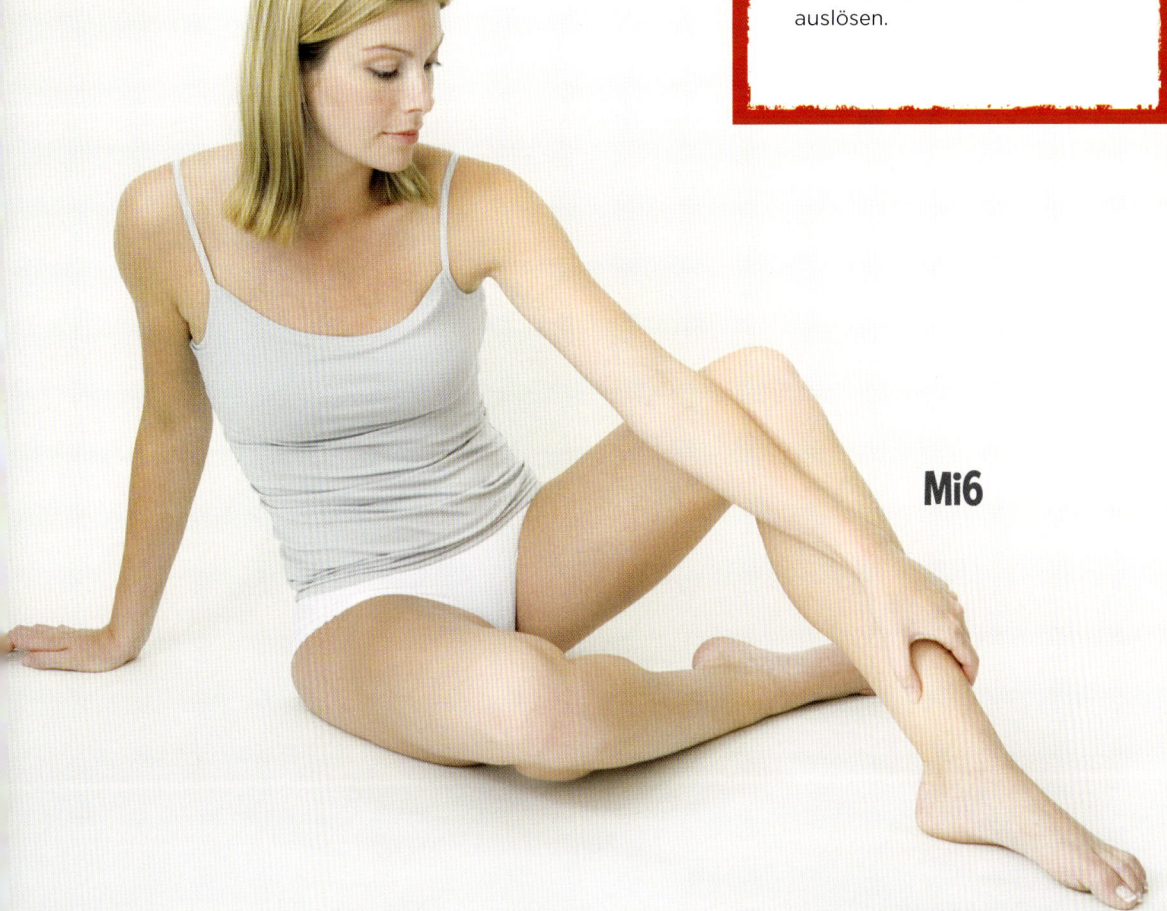

Mi6

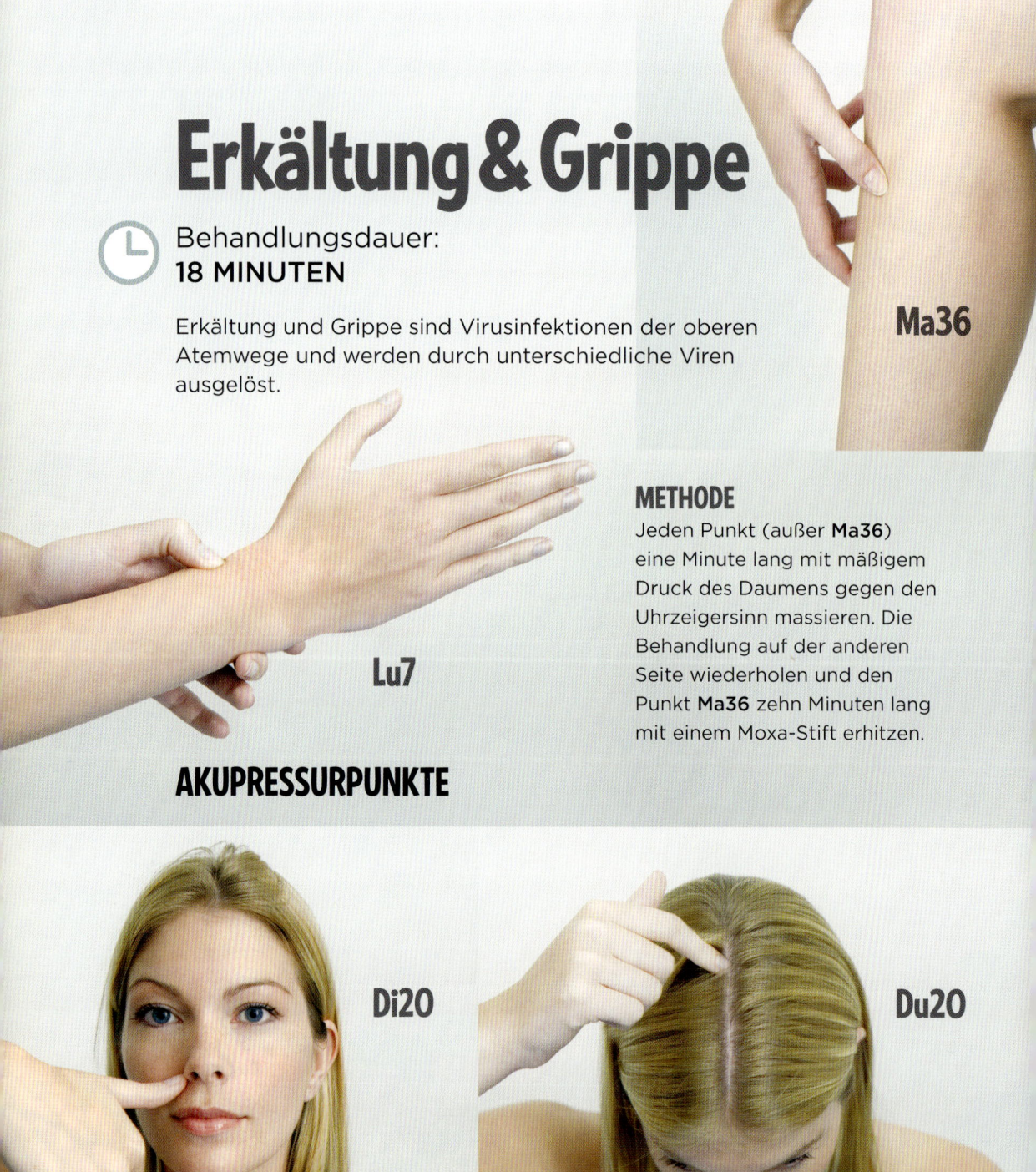

Erkältung & Grippe

🕐 Behandlungsdauer:
18 MINUTEN

Erkältung und Grippe sind Virusinfektionen der oberen Atemwege und werden durch unterschiedliche Viren ausgelöst.

Ma36

METHODE

Jeden Punkt (außer **Ma36**) eine Minute lang mit mäßigem Druck des Daumens gegen den Uhrzeigersinn massieren. Die Behandlung auf der anderen Seite wiederholen und den Punkt **Ma36** zehn Minuten lang mit einem Moxa-Stift erhitzen.

Lu7

AKUPRESSURPUNKTE

Di20

Du20

➕ EXTRA TIPPS

- **Echinacea-**Extrakt (*Echinacea angustifolia* bzw. *Echinacea purpurea*) ist sehr wirksam. Beachten Sie die Dosierungsangaben.

- Fett- und glutenhaltige Produkte, Fisch und Fleisch meiden, da sie die Körperfeuchtigkeit steigern und allergen sind. Öfter zu Reis, Hülsenfrüchten, Süßkartoffeln, Yamwurzel und Taro greifen. Bio-Eier sind erlaubt, sie unterstützen das Qi. Statt Schwarztee und Alkohol Bio-Grün- oder Weißtee trinken.

- In einer Braunglasflasche (5 ml) 37 Tropfen **Ravintsara-Öl**, je 25 Tropfen **Niaouli-Öl**, **Thymianöl** und **Pfefferminzöl** sowie zwölf Tropfen **Balsamtannenöl** (alle ätherisch) vermischen. Dreimal täglich zwei bis drei Tropfen davon auf den Brustkorb und den Lendenbereich geben und einmassieren. Einige Male am Tag zum Inhalieren ein paar Tropfen auf ein Taschentuch träufeln.

IN DER TRADITIONELLEN CHINESISCHEN MEDIZIN

Erkältungen und Grippe stehen mit dem Eindringen von Wind in den Körper im Zusammenhang. Sie schwächen die körpereigene Abwehr gegen Wind-Kälte, Wind-Hitze, Wind-Hitze-Feuchtigkeit oder Wind-Hitze-Trockenheit. Die Lunge kontrolliert die Körperaußenseite (Haut und Haare) und steht über die Nase in Verbindung mit dem Hals und der Umgebung. Wind blockiert die obere Schicht und verhindert somit den freien Fluss von Yang (Hitze) in jenem Bereich. Das Ergebnis: Abneigung gegen Kälte. Der Kampf zwischen Abwehrenergie und Erregern löst Fieber und ein Ungleichgewicht zwischen Versorgung und Abwehr aus. Deshalb ist es wichtig, dass Qi, Blut und Immunsystem ausreichend und gleichermaßen mit Nährstoffen versorgt werden.

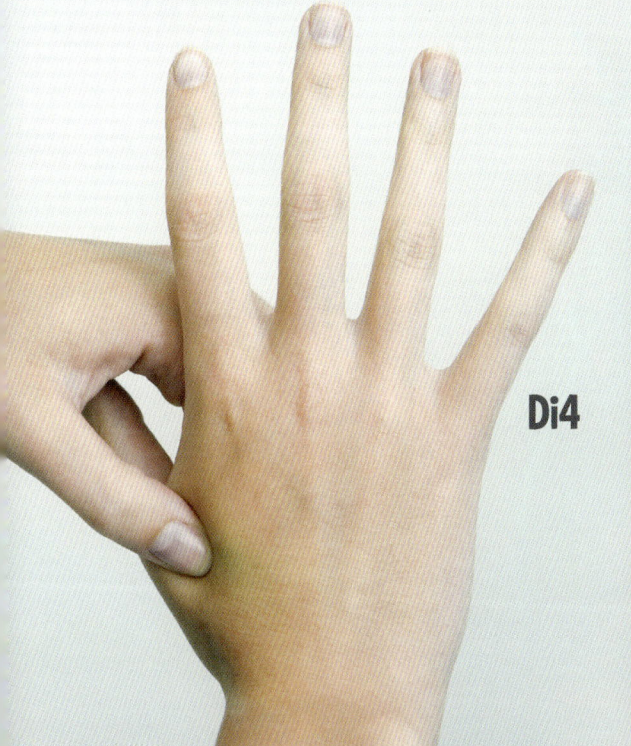

Di4

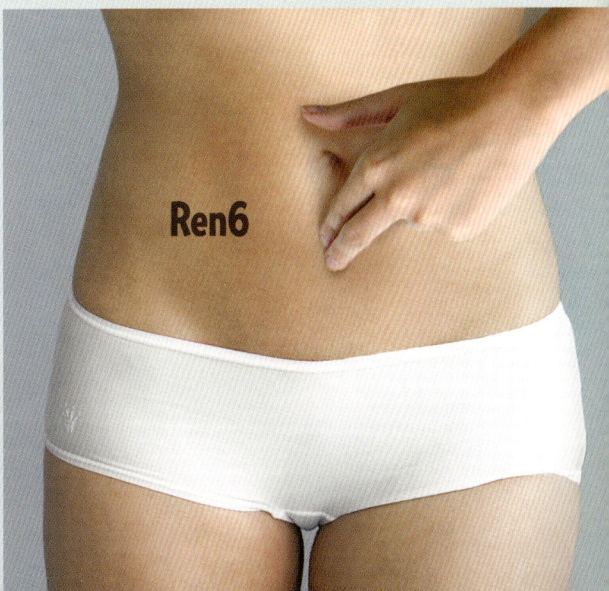

Ren6

Nebenhöhlenentzündung

 Behandlungsdauer:
12 MINUTEN

Die Entzündung der (mit Luft gefüllten) Nasennebenhöhlen ist meistens die Folge einer bakteriellen oder viralen Infektion, ab und an auch von einer Allergie. Die Entzündung kann akut oder chronisch sein und geht einher mit einem eitrigen Sekret, leichtem Fieber, Kopfschmerzen und Schmerzen in der Stirn – wo genau, hängt davon ab, welche Nebenhöhle betroffen ist. Eine Nasennebenhöhlenentzündung tritt meistens in Kombination mit einer Darminfektion auf und erfüllt eine Ausscheidungsfunktion: Die Darmblockade spiegelt sich in den Nasennebenhöhlen wider.

AKUPRESSURPUNKTE

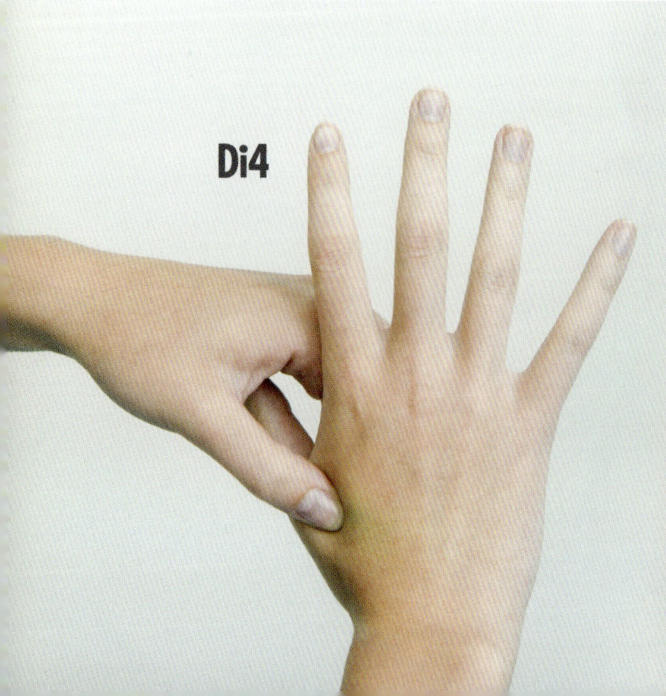

Di4

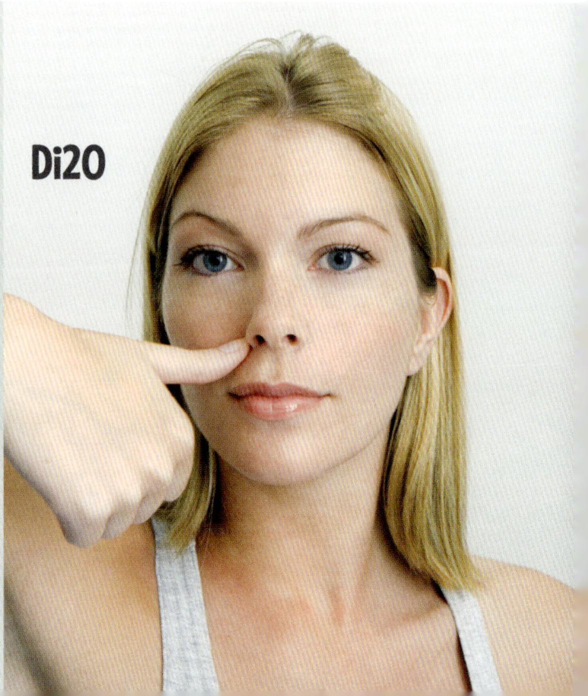

Di20

METHODE

Mit dem Daumen zwei Minuten lang mäßigen Druck auf jeden Punkt
ausüben. Danach auf der anderen Seite wiederholen.

NASENNEBENHÖHLENENTZÜNDUNG ODER SCHNUPFEN?

Bei einer Nasennebenhöhlenentzündung ist das Nasensekret dick,
klebrig und gelblich, bei einem Schnupfen klar und reichlich.

EXTRA TIPPS

• Je fünf Tropfen **Niaouli-Öl** und **Echtes Lavendelöl** mit einem Teelöffel
  Süßmandelöl (alle ätherisch) vermischen. Die Mischung auf Punkt **Di20**
  geben und zwei Minuten lang gegen den Uhrzeigersinn massieren.

• Milchprodukte (Milch, Käse, Joghurt) weglassen, da diese Phlegma
  und Hitze steigern und das Auftreten von Hitze-Feuchtigkeit in
  Magen und Milz fördern. Hitze-Feuchtigkeit kann über den Magen-
  Meridian bis in die Nasennebenhöhlen hinaufsteigen.

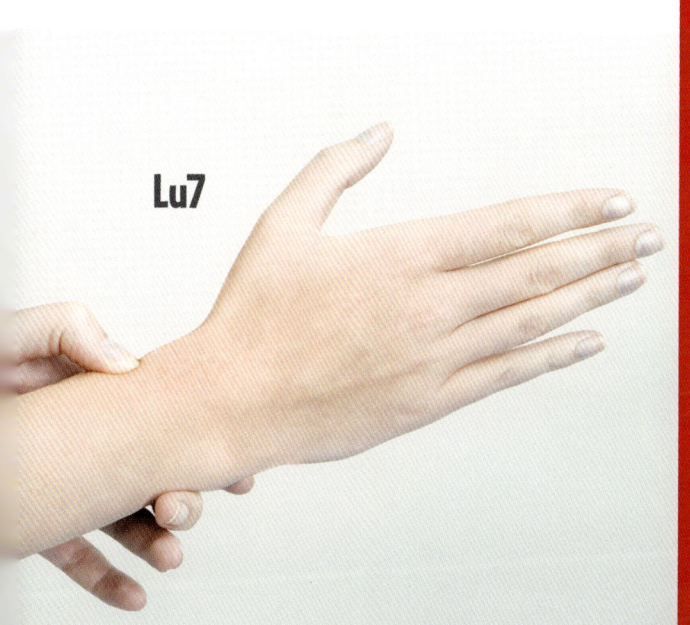

Lu7

IN DER TRADITIONELLEN CHINESISCHEN MEDIZIN

Über die Nase kommuniziert die
Lunge mit der Umgebung. Eine
Nasennebenhöhlenentzündung
wird von Wind, Wind-Hitze oder
Wind-Kälte verursacht, die die
Verteilung und den Abstieg des
Lungen-Qi in die Nasennebenhöhlen stören. Die Folge: Stagnation der Nasen- und Nasenneben-
höhlenflüssigkeit. Diese anhaltende
Stagnation infolge der Produktion
von Phlegma und Hitze drückt sich
in einem eitrig-gelblichen Sekret
aus. Wird der Erreger nicht völlig
vernichtet, hält sich die Hitze in der
Nase, die Nase läuft, und es kann
zu einer chronischen Nebenhöhlenentzündung kommen.

Unterleibsschmerzen

 Behandlungsdauer:
18 MINUTEN

Bauch- und Unterleibsschmerzen sind sehr häufig und haben unterschiedliche Ursachen, die im Verdauungstrakt oder gynäkologischen Bereich liegen oder psychosomatischer Natur sind.

METHODE

- Mit dem Daumen zwei Minuten lang mäßigen Druck auf die Punkte **3E6** und **Pe6** ausüben. Danach auf der anderen Seite wiederholen.
- Punkt **Ma36** zehn Minuten lang mit einem Moxa-Stift erwärmen.

AKUPRESSURPUNKTE

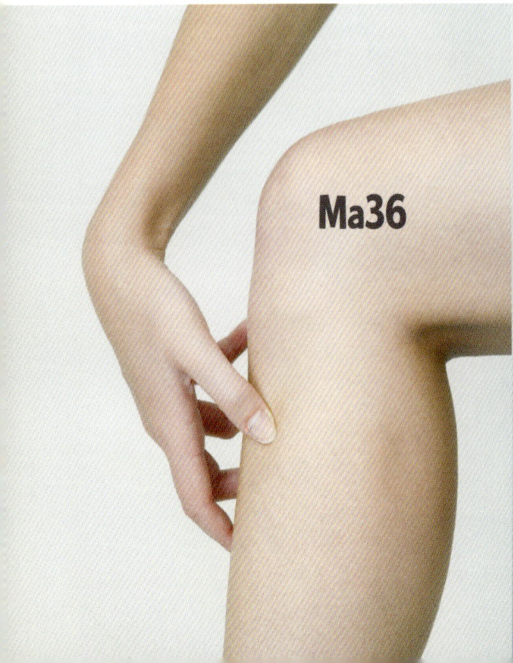

Ma36

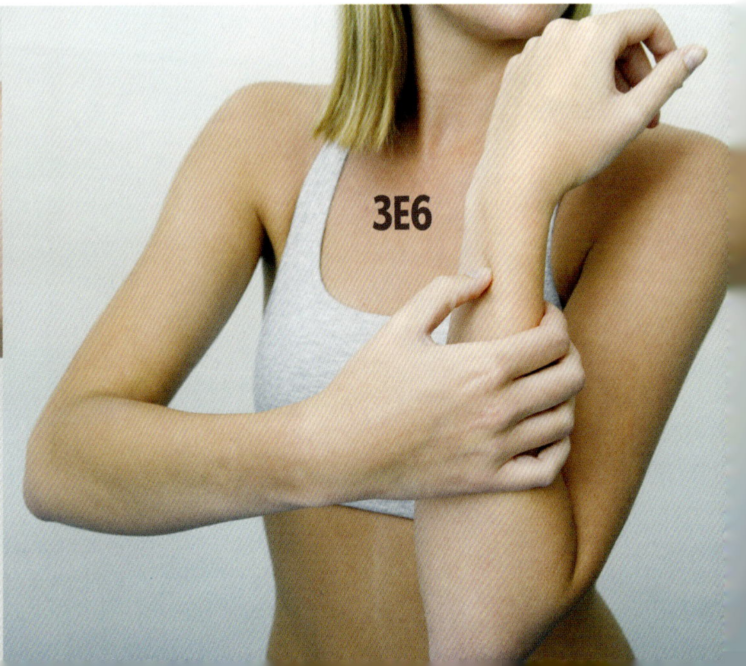

3E6

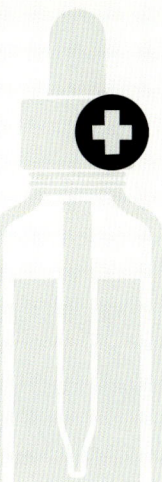

⊕ EXTRA TIPPS

- In einer kleinen Braunglasflasche mit Pipette 15 ml **Hasel-nussöl** mit 50 Tropfen **Estragonöl**, 50 Tropfen **Pfefferminzöl** und je 25 Tropfen römischem **Kamillenöl**, **Fenchelöl** und **Korianderöl** (alle ätherisch) vermischen. Zwei- bis fünfmal täglich acht Tropfen der Mischung auf den Magen geben und einmassieren.

- Meiden Sie Milch- sowie glutenhaltige Produkte und Lebensmittel, die Mononatriumglutamat (E621) und/oder Aspartam (E951) enthalten.

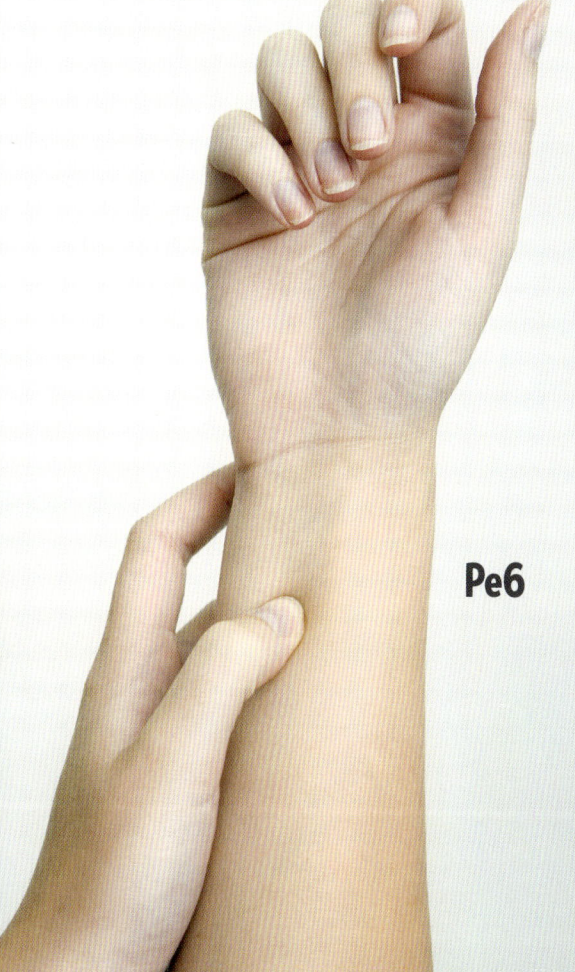

Pe6

IN DER TRADITIONELLEN CHINESISCHEN MEDIZIN

Schlechte Ernährung (mit einem hohen Anteil an rohen oder kalten Produkten) führt dazu, dass Kälte in den Bauch- und Unterleibsbereich eindringt, das Yang beeinträchtigt und die Milz beim Abtransport und der Umwandlung von Schadstoffen stört. Die Kälte führt zu Kontraktionen und so zu Schmerzen. Sehr fetthaltige, frittierte und/oder scharfe Produkte erschweren die Verdauungsfunktion von Magen und Darm. Die Verminderung der Milzaktivität und/oder ein Mangel an Yang-Qi beeinträchtigen die Arbeit des Abtransports/ der Umwandlung, steigern die Kälte-Feuchtigkeit und verursachen somit Schmerzen.

Rippenschmerzen

 Behandlungsdauer:
6 MINUTEN

Schmerzen in den Flanken (im seitlichen Oberbauch) und den Rippen können subjektiv oder objektiv sein. Sie werden durch Nervenschmerzen ausgelöst oder treten als psychosomatisches Symptom auf, etwa bei Depression oder Hyperventilation.

METHODE

- Mit dem Daumen zwei Minuten lang starken Druck auf den Punkt **3E6** auf der gegenüberliegenden Seite des Schmerzherdes ausüben (links, wenn die Schmerzen rechts sind, und umgekehrt).
- Mit dem Daumen jeweils zwei Minuten lang starken Druck auf den Punkt **Bl40** (beide Seiten) ausüben.

AKUPRESSURPUNKTE

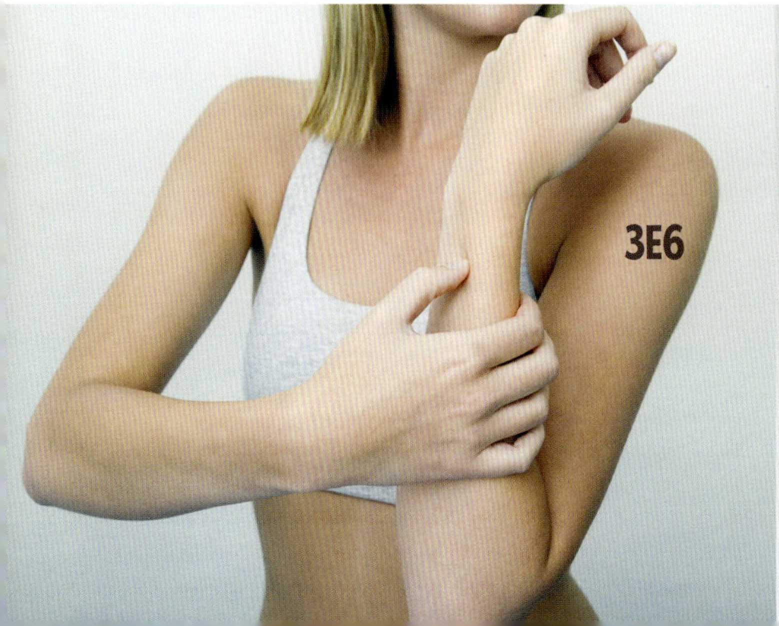

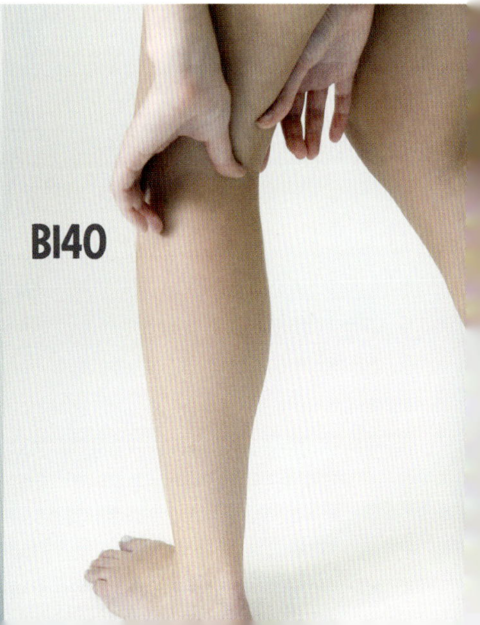

3E6   Bl40

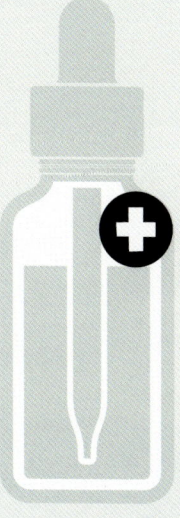

EXTRA TIPP

In einer Braunglasflasche (30 ml) mit Pipette 5 ml **Macadamia-Öl** mit 5 ml **Kopaivabalsam**, 175 Tropfen **Wintergrünöl**, 125 Tropfen **Zitroneneukalyptusöl**, 125 Tropfen **Rosmarinöl** und 75 Tropfen **Kopaivaöl** (alle ätherisch) vermischen. Zwei- bis fünfmal täglich zehn Tropfen der Mischung auf die schmerzhafte Stelle geben und massieren.

IN DER TRADITIONELLEN CHINESISCHEN MEDIZIN

Die Leber versorgt die Flanken. Stress und Niedergeschlagenheit können aber zur Blockade des Leber-Qi und somit zu Schmerzen führen. Eine chronische Krankheit, starke Menstruation oder Stress können eine Qi- und Blutleere auslösen, sodass eine ausreichende Versorgung der Leber nicht mehr gewährleistet ist. Hyperaktivität, Grübeln und Sorgen, exzessives Sexualverhalten, das Alter und langwierige Erkrankungen schwächen das Leber-Yin ebenso und können zu einem starken Druckgefühl und Feuer in der Leber (Stagnation führt immer zu Feuer) und Stau des Leber-Blutes führen. Scharfes und süßes Essen, Alkohol, Milchprodukte und Frittiertes sind schädlich für Milz, Magen, Leber und Gallenblase und erzeugen stockende Hitze-Feuchtigkeit, die ebenfalls Schmerzen auslösen kann.

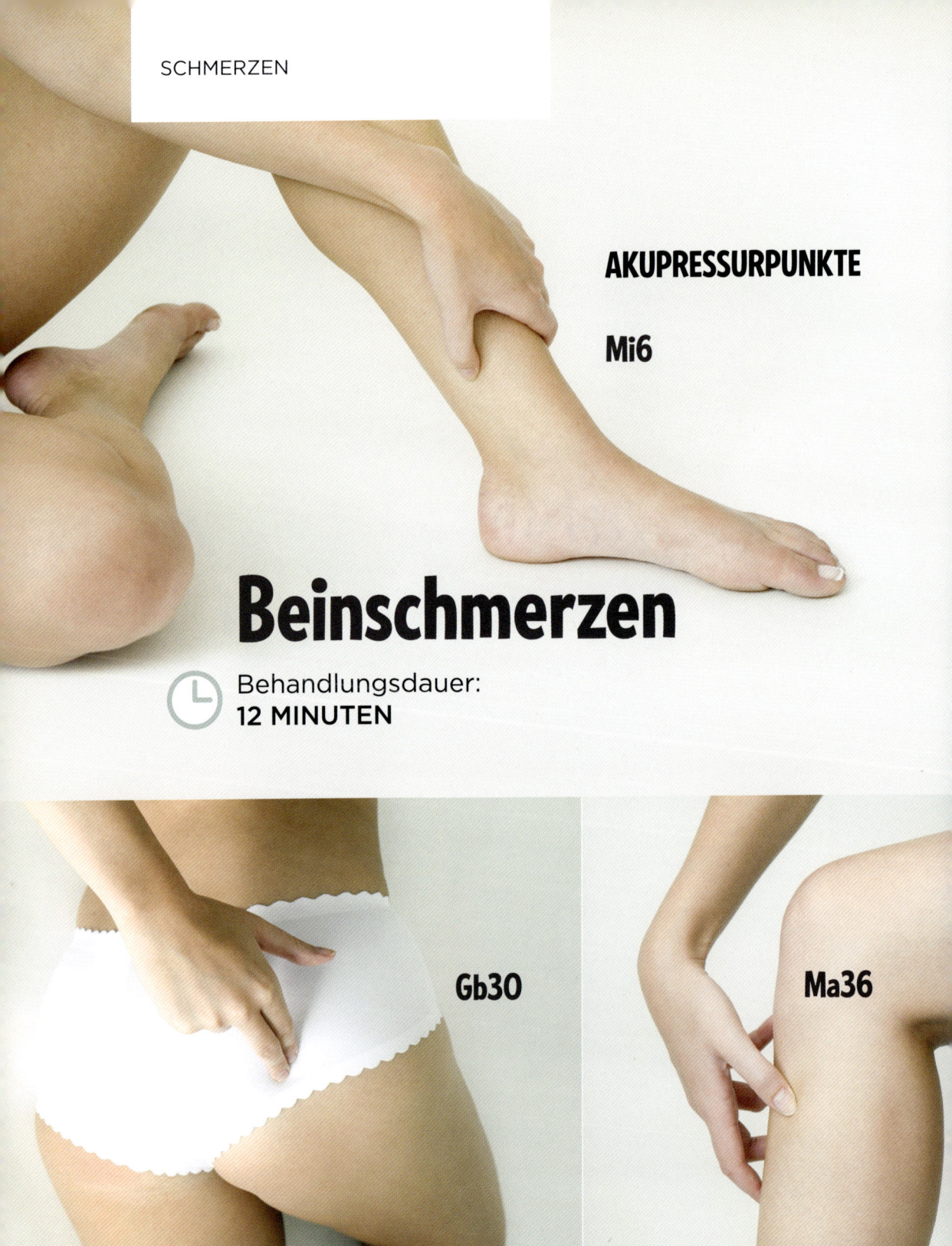

AKUPRESSURPUNKTE

Mi6

Beinschmerzen

Behandlungsdauer:
12 MINUTEN

Gb30

Ma36

Beinschmerzen rühren oft von einer Lähmung, Beschädigung des gemeinsamen Wadenbeinnervs, Neuralgie, von Ischias (siehe S. 122), rheumatischem Fieber oder einer Muskelzerrung her.

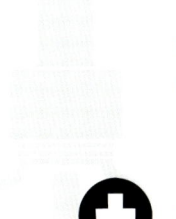

METHODE

Mit dem Daumen zwei Minuten lang mäßigen Druck auf jeden Punkt ausüben. Danach auf der anderen Seite wiederholen.

EXTRA TIPP

In einer kleinen Braunglasflasche 15 ml **Johanniskrautöl** mit je 50 Tropfen **Strohblumenöl**, **Thymianöl**, **Ylang-Ylang-Öl**, **Wintergrünöl** sowie je 25 Tropfen **Kamillenöl**, **Pfefferminzöl** und **Lorbeeröl** (alle ätherisch) vermischen. Fünfmal täglich fünf Tropfen der Mischung auf die schmerzhafte Stelle geben.

IN DER TRADITIONELLEN CHINESISCHEN MEDIZIN

Stress, chronische Erkrankungen, eine schwache Konstitution, exzessives Sexualverhalten und Altern können zur Erschöpfung des Nieren-Jing (Lebensessenz) führen und so Nierenschwäche und Qi- und Blut-Leere auslösen. Die schlechte Durchblutung in den Beinen führt zu Schmerzen und Schwächegefühl. Verletzungen oder Stress können eine Stagnation von Qi und Blut in den Meridianen und somit stechende Beinschmerzen verursachen. Die Unterversorgung der Meridiane führt zu einem Abbau von Qi und Blut und damit zu Beinschmerzen. Feuchtigkeit-Hitze und vermehrte Phlegma-Feuchtigkeit (aufgrund von sehr fetter Nahrung, übermäßigem Verzehr von Zucker, Alkohol und Milchprodukten) stagnieren im unteren Körperbereich, blockieren den freien Fluss in den Meridianen und erzeugen Schmerzen.

Handschmerzen

🕐 Behandlungsdauer:
12 MINUTEN

Die Schmerzen treten meist in einer
oder beiden Handflächen auf und
können mit Schwellungen, einem
Taubheitsgefühl, Kühle oder Wärme,
roten Flecken oder Blässe und
Schmerzen in den Fingergelenken
einhergehen. In der westlichen Welt
werden diese Arten von Ungleichgewichten in Verbindung gesetzt mit
Leiden wie rheumatoider Polyarthritis,
Gicht, rheumatoider Arthritis, Carpal-
arthritis und Karpaltunnelsyndrom.

Pe6

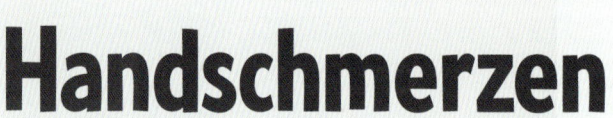

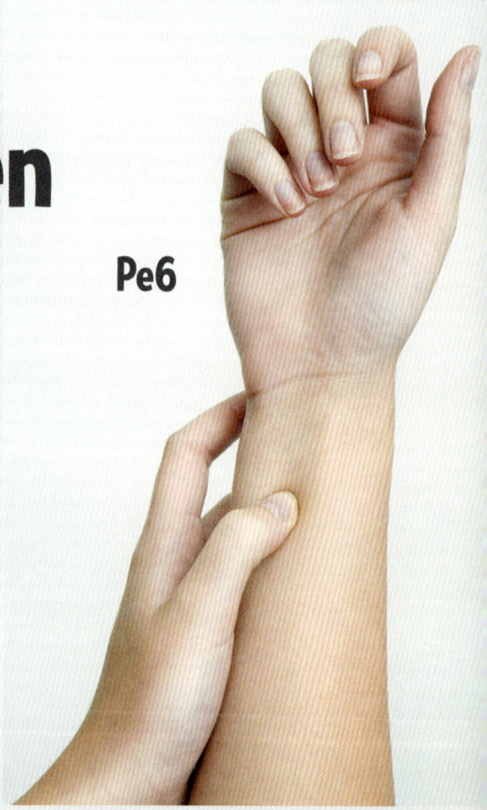

AKUPRESSURPUNKTE

Lu7

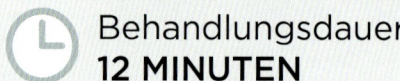

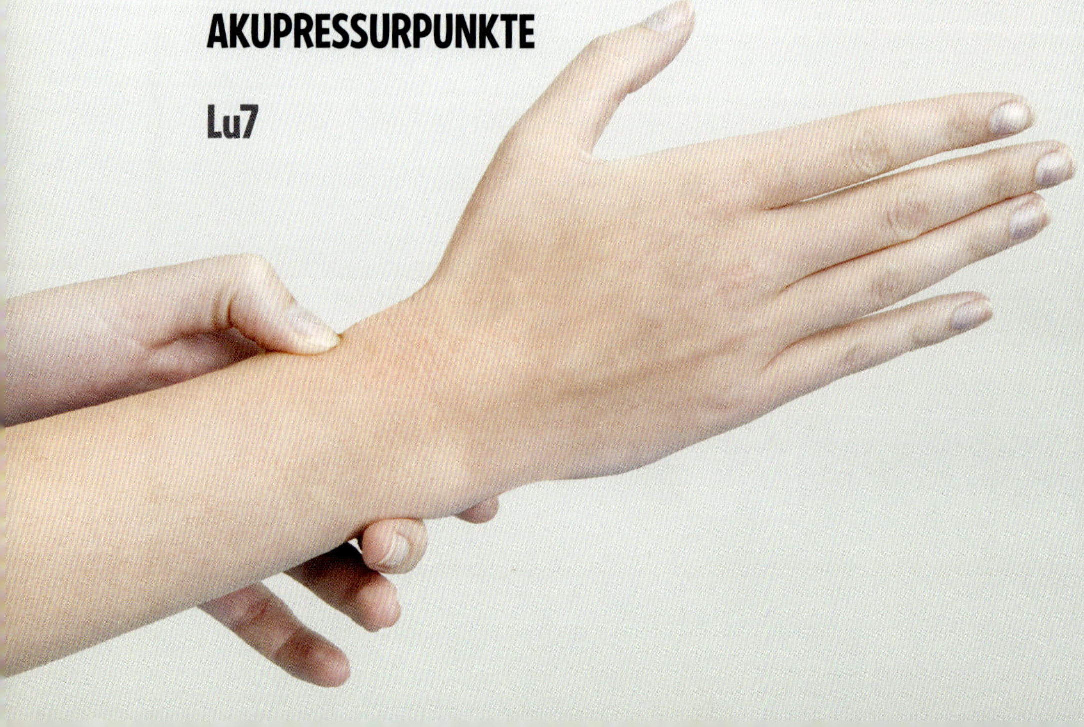

METHODE

Mit dem Daumen zwei Minuten lang mäßigen Druck auf jeden Punkt ausüben. Danach auf der anderen Seite wiederholen.

EXTRA TIPP

Zwei- bis fünfmal täglich zehn Tropfen der **Mischung von S. 97** auf die schmerzhafte Stelle geben und massieren.

VARIANTE

Sie können die schmerzhafte (aber nicht heiße) Stelle auch zehn bis 15 Minuten mit einem Moxa-Stift behandeln, bis sie rot wird.

IN DER TRADITIONELLEN CHINESISCHEN MEDIZIN

Kälte-Feuchtigkeit oder Feuchtigkeit-Hitze dringt in die Handfläche ein und blockiert die Zirkulation von Qi und Blut in den Meridianen sowie die Versorgung von Sehnen und Fleisch und löst Schmerzen aus. Außerdem verursachen Wut, Frustration und Ärger eine Leberblockade. Hierdurch wird der freie Fluss von Qi und Blut gestört, was im Laufe der Zeit zu Blutstau und Yang-Qi-Leere in den Meridianen und den Fingergelenken führt. Scharfes Essen, Alkohol, Milchprodukte und Zucker lösen Feuchtigkeit-Hitze aus, welche in giftiges Feuer verwandelt wird, das die Schmerzen verursacht.

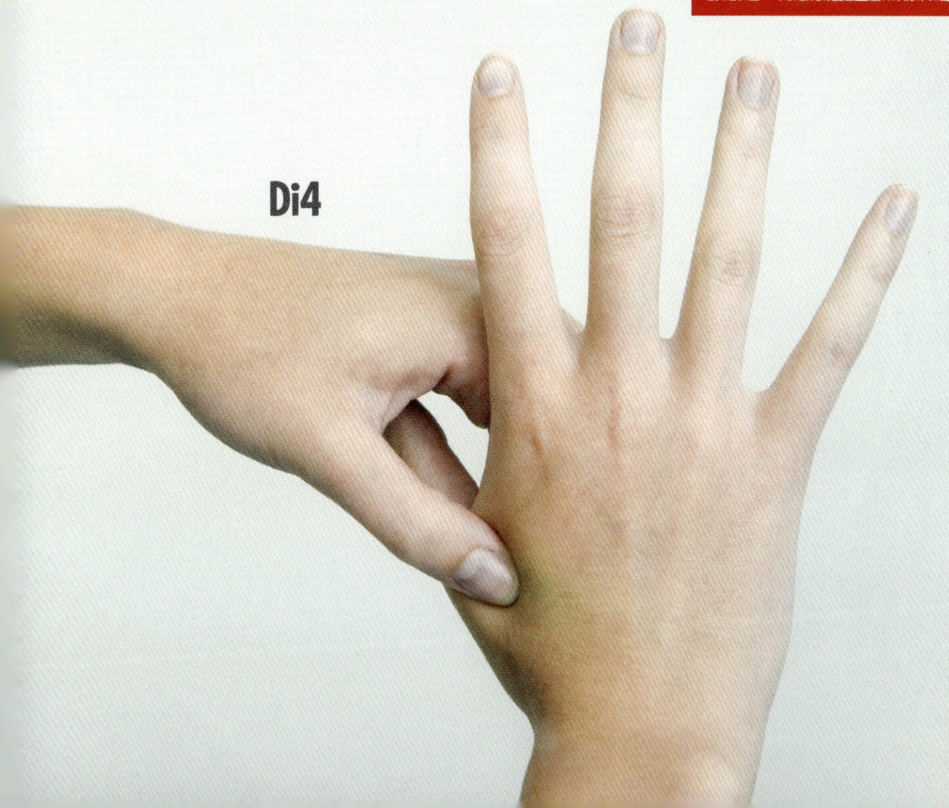

Di4

Schmerzen in der Brust

 Behandlungsdauer:
12 MINUTEN

Schmerzen in der Brust sind häufig die Folge von Beschwerden bei der Menstruation (unregelmäßige und/oder schmerzvolle Periode) oder beim Stillen (Verstopfung, verstopfte Milchkanäle, Brustdrüsenentzündung).

WARNUNG!

Keine Moxa-Therapie anwenden oder ätherische Öle im Brustbereich einsetzen. Fragen Sie Ihren Arzt, wenn die Beschwerden nicht verschwinden.

METHODE

Mit dem Daumen zwei Minuten lang mäßigen Druck auf jeden Punkt ausüben. Danach auf der anderen Seite wiederholen.

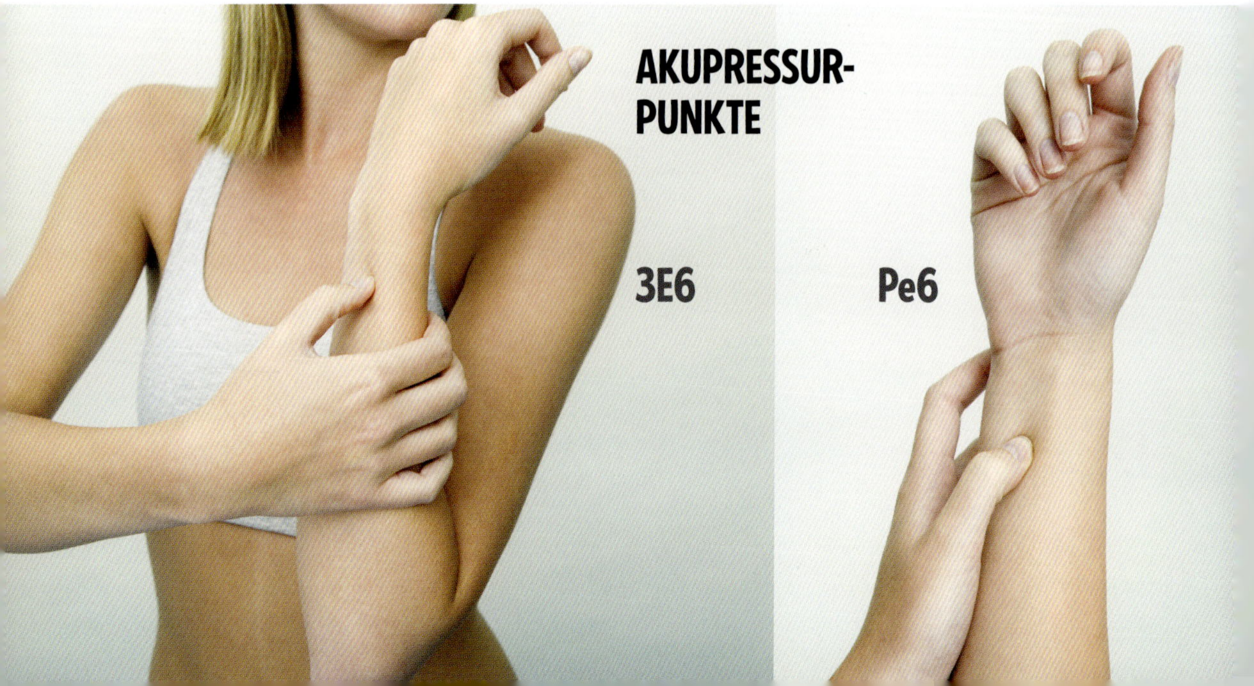

AKUPRESSUR-PUNKTE

3E6

Pe6

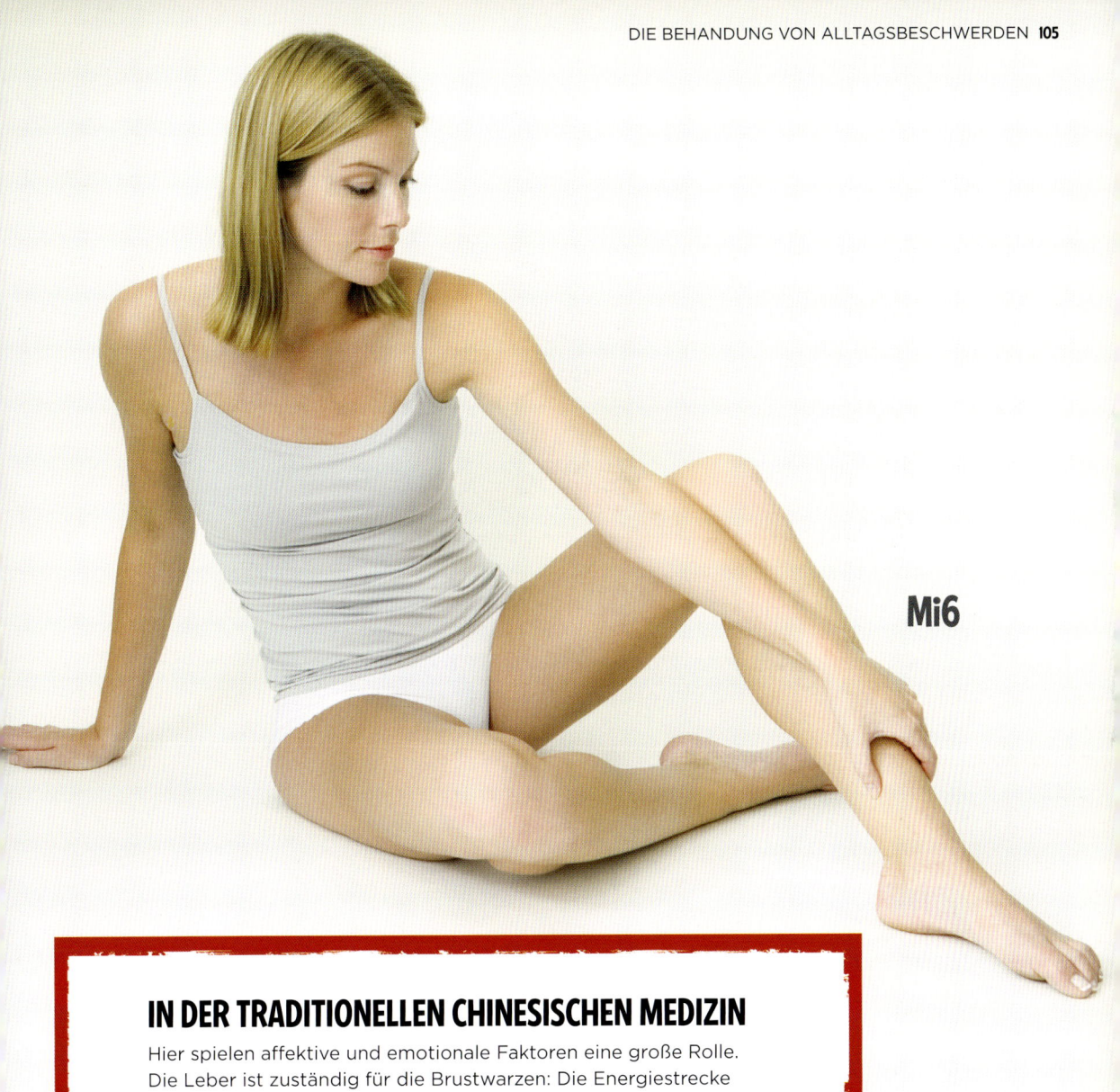

Mi6

IN DER TRADITIONELLEN CHINESISCHEN MEDIZIN

Hier spielen affektive und emotionale Faktoren eine große Rolle. Die Leber ist zuständig für die Brustwarzen: Die Energiestrecke beginnt im Zwerchfell und verläuft über die Flanken und die Brust zu den Brustwarzen. Frustration, Wut oder Stress lösen ein Ungleichgewicht in der Kontrollfunktion der Leber aus, führen zu einer Blockade von Qi und Blut in den Brustmeridianen und verursachen Schmerzen und Druck im Brustbereich. Übermäßige Milchbildung kann ebenfalls ein permanentes Druckgefühl in den Brüsten auslösen und stört den freien Fluss von Qi und Blut. Auch die Ernährung spielt eine Rolle: Rohe und kalte Lebensmitteln schaden dem Yang-Qi und der Milz/dem Magen und steigern Kälte und Feuchtigkeit im Körper. Scharfes und fetthaltiges Essen bedingt die Stagnation von Qi, Blut und Hitze-Feuchtigkeit und löst Schmerzen aus.

Rückenschmerzen (allgemein)

 Behandlungsdauer:
8 MINUTEN

Rückenschmerzen sind weitverbreitet, haben aber sehr unterschiedliche Ursachen. Eine der häufigsten ist zu vieles Sitzen. Die Wirbelsäule ist für Bewegung ausgelegt. Mangelt es an Bewegung bzw. an sinnvoller Bewegung, sind häufig Schmerzen die Folge. Zu den weiteren Faktoren zählen etwa monotone Arbeit, Übergewicht, unausgewogene Ernährung (entzündungsfördernd), vererbte Krankheiten (Skoliose, Wirbelsäulenverkrümmung) etc.

METHODE

Mit dem Daumen zwei Minuten lang mäßigen Druck auf jeden Punkt ausüben. Danach auf der anderen Seite wiederholen.

AKUPRESSUR-PUNKTE

Gb30

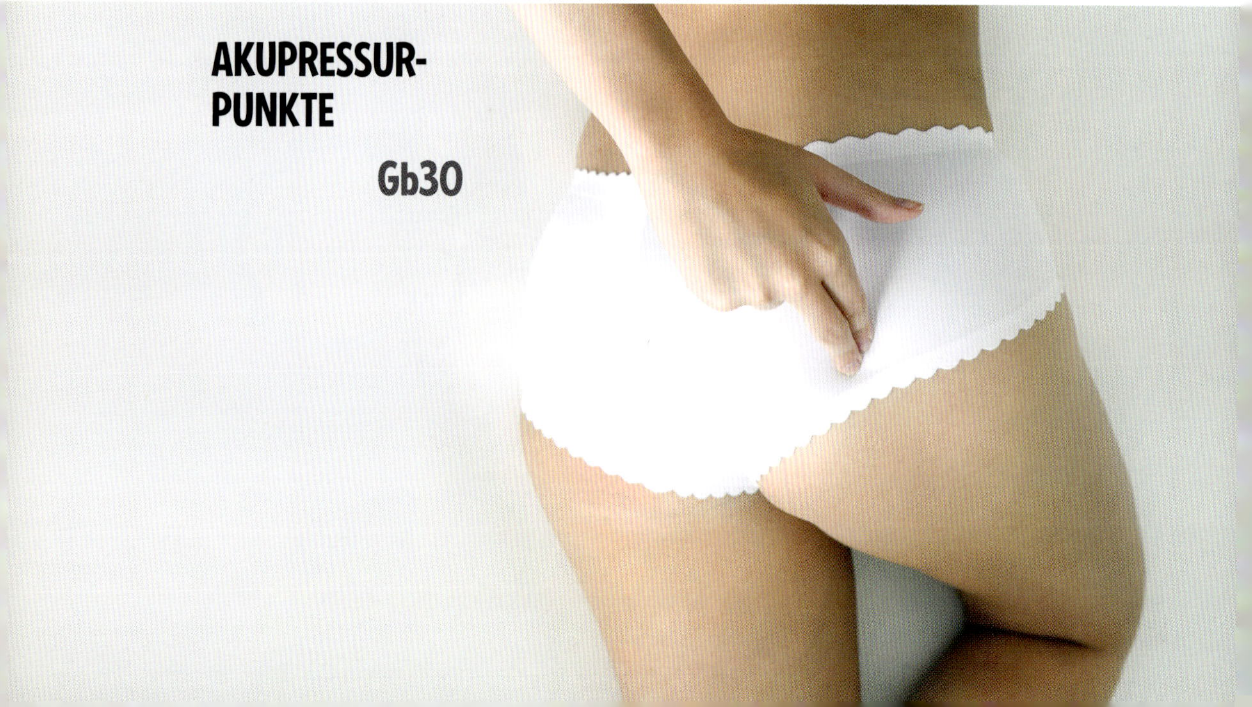

EXTRA TIPPS

- Wichtig ist die Qualität Ihrer Bett-matratze: Diese sollte weder zu hart noch zu weich sein. Sonst kann eine Stagnation von Qi und Blut in den Rückenmeridianen auftreten, was zu Schmerzen führen kann.

- In einer kleinen Braunglasflasche mit Pipette 15 ml **Calophyllumöl** mit 150 Tropfen **Strohblumenöl**, 50 Tropfen **Wintergrünöl** und 50 Tropfen **Mastixöl** (Pistazien) (alle ätherisch) vermischen. Fünfmal täglich fünf Tropfen auf die schmerz-hafte Stelle geben.

VARIANTE

Die schmerzhafte Stelle 10 bis 15 Minuten mit dem heißen Moxa-Stift behandeln (wenn der Bereich nicht heiß ist).

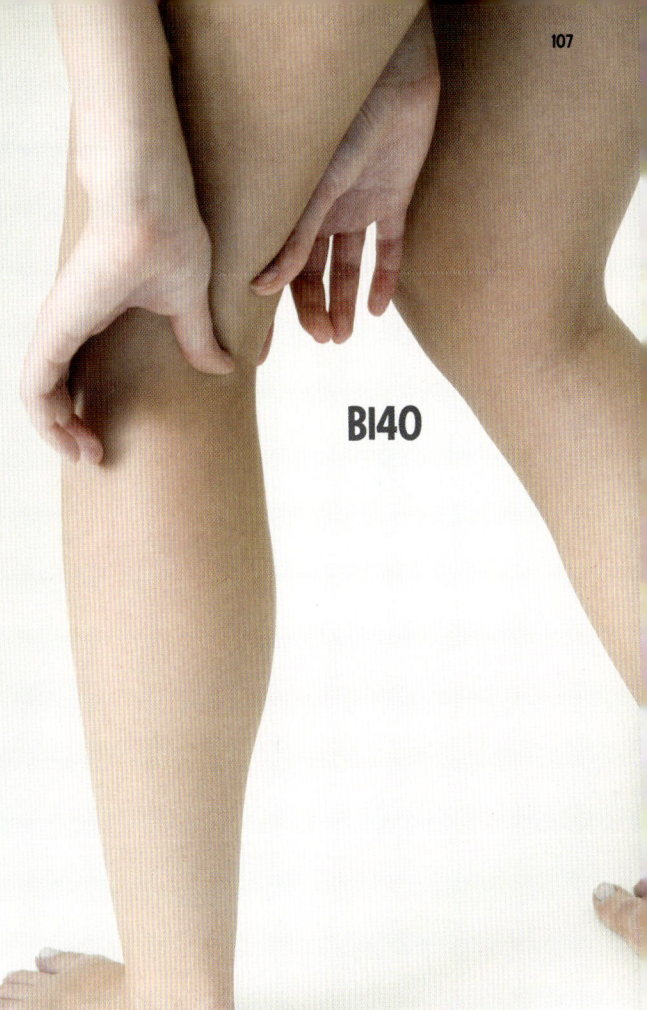

Bl40

IN DER TRADITIONELLEN CHINESISCHEN MEDIZIN

Bewegungsmangel führt zur Schwächung der Sehnen, Muskulatur und Gelenke. Infolgedessen wird der freie Fluss von Qi und Blut gestört und stagniert schließlich, was Schmerzen auslöst. Stress und eine schwache Konstitution, eine starke Periode und chronische Krankheiten fördern den Abbau von Qi und Blut, Yin und Yang lassen eine Region der Leere entstehen. Die Erwärmung der Meridiane und auch die Ver-sorgung des Körpers, der Muskulatur und Sehnen ist weniger im Fluss, was Rücken-schmerzen auslöst. Verletzungen (Stürze, Unfälle, Wunden) können die Muskulatur, Sehnen und Meridiane schädigen und somit zur Stagnation von Qi und Blut beitragen. Sorgen können ebenfalls zu Rückenschmerzen führen. Denn sie blockieren das Leber-Qi und somit auch den freien Fluss des Qi im ganzen Körper. Schließlich können auch Wetterphänomene (Wind, Kälte, Hitze oder Feuchtigkeit) die Blockade der Meridiane und die Stagnation von Qi und Blut bedingen und Schmerzen verursachen.

Knieschmerzen

🕐 Behandlungsdauer:
8 MINUTEN

AKUPRESSURPUNKTE

BI40

Knieschmerzen können extrem lästig und einschränkend sein. In der westlichen Welt sind sie in erster Linie die Folge von rheumatoider Arthritis, Gicht oder Entzündung der Gelenkschleimhaut im Knie-gelenk oder auch einer Beschädigung der vorderen oder hinteren Kreuzbänder.

METHODE

Mit dem Daumen zwei Minuten lang
mäßigen Druck auf jeden Punkt ausüben. Danach auf der anderen Seite
wiederholen.

VARIANTE

Die schmerzhafte Stelle zehn bis
15 Minuten mit dem heißen Moxa-Stift
behandeln (wenn der Bereich nicht
heiß ist).

EXTRA TIPP

Zwei- bis fünfmal täglich zehn Tropfen
der **Mischung von S. 97** auf die schmerzhafte Stelle geben.

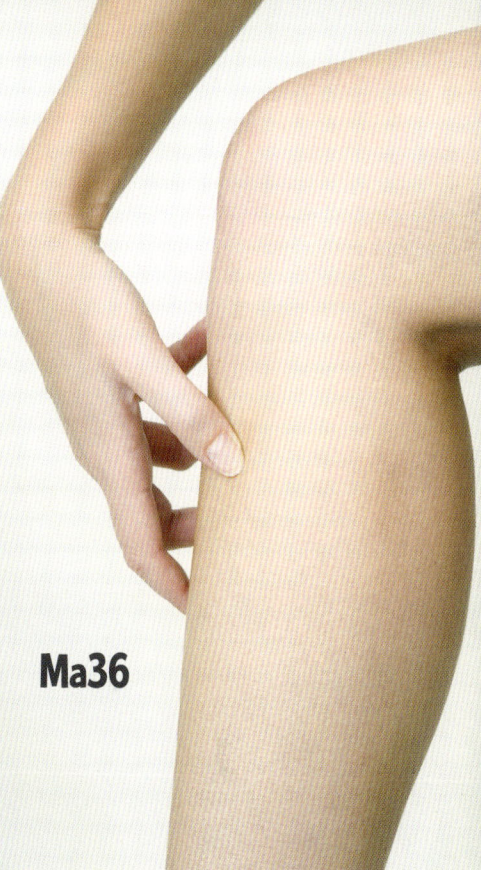

Ma36

IN DER TRADITIONELLEN CHINESISCHEN MEDIZIN

Verletzungen führen zu einer Blockade von Qi und Blut und somit zur
Stagnation in den Meridianen, zu Knieschmerzen und aufgeschwollenen
Knien. Stress, Alter und chronische Krankheiten tragen auch zur Verminderung von Qi und Blut bei: Die Versorgung der Knie lässt nach und Knieschmerzen sind die Folge. Müdigkeit, eine schwache Konstitution oder
exzessives Sexualverhalten können auch zu Qi- und Blut-Verminderung
führen und Leber (für die Sehnen zuständig) und Nieren (für Knorpel und
Knochen zuständig) auslaugen. Wetterfaktoren (Wind, Kälte, Hitze und
Feuchtigkeit) können den allgemeinen Qi- und Blutkreislauf verlangsamen
und die Beweglichkeit in den Gelenken einschränken. Unausgewogene
Ernährung (zu viel fett- und zuckerhaltige Produkte, viele Milchprodukte
und Alkohol) schädigt Milz und Magen und löst Feuchtigkeit und Hitze
aus. Diese steigen in den Meridianen hinunter, blockieren sie und verursachen Knieschmerzen.

Handgelenksschmerzen

 Behandlungsdauer:
12 MINUTEN

Handgelenksschmerzen sind meistens die Folge einer Synovitis (Entzündung der inneren Schicht der Gelenkkapsel), Neuralgie (Nervenschmerz) oder Sehnenscheidenentzündung, können aber auch mit Rheuma oder rheumatoider Polyarthritis zu tun haben.

METHODE
Mit dem Daumen zwei Minuten lang mäßigen Druck auf jeden Punkt ausüben. Danach auf der anderen Seite wiederholen.

VARIANTE
Die schmerzhafte Stelle zehn bis 15 Minuten mit dem heißen Moxa-Stift behandeln (wenn der Bereich nicht heiß ist).

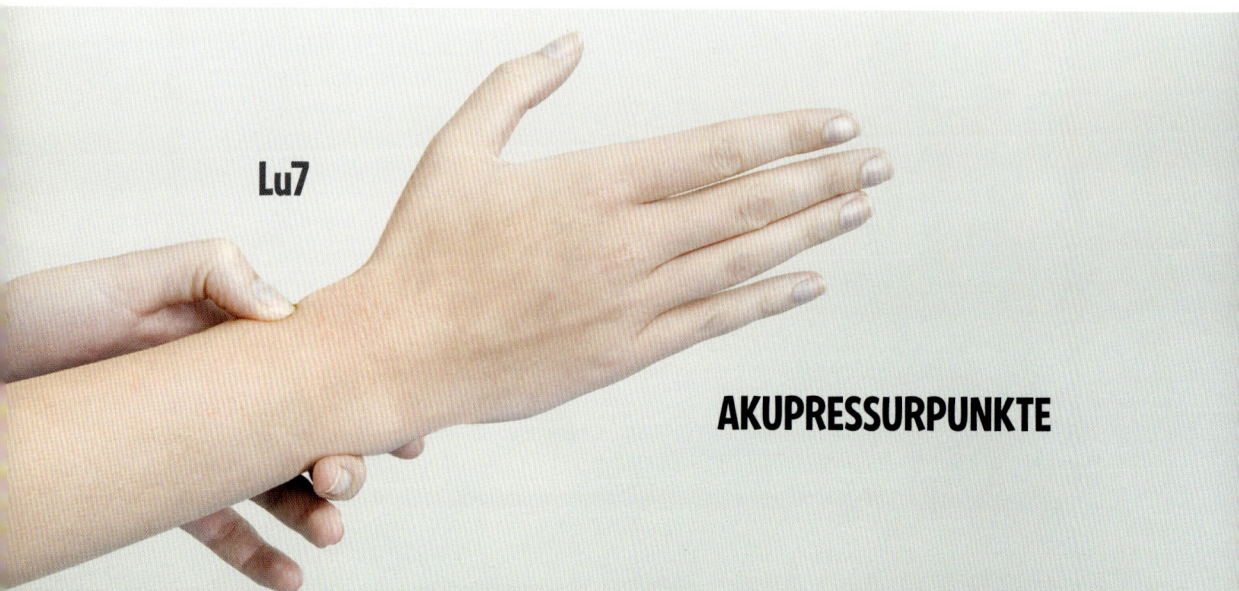

Lu7

AKUPRESSURPUNKTE

✚ EXTRA TIPP

In einer kleinen Braunglas-flasche mit Pipette 30 ml **Kopaivabalsam** mit 125 Tropfen **Wacholderöl**, 250 Tropfen **Katrafayöl** und 125 Tropfen **Zitronen-grasöl** (alle ätherisch) vermischen. Zwei- bis fünf-mal täglich zehn Tropfen auf die schmerzhafte Stelle geben.

IN DER TRADITIONELLEN CHINESISCHEN MEDIZIN

Erschöpfung, Stress, Alter oder eine lange Krankheit können die Verminderung von Qi und Blut zur Folge haben und zu Blutleere und Stagnation von Qi und Blut führen. Spätestens dann werden auch die Sehnen und Gelenke nicht mehr ausreichend versorgt. Wiederholte Überbelastung der Handgelenke (durch das Tragen von schweren Gegenständen) oder ein Überschuss an Feuchtigkeit in den Handgelenken können ebenfalls eine Blockade von Qi und eine Anhäufung von Feuchtig-keit auslösen. Die Folgen: Schmerzen und aufgeschwollene Handgelenke. Sind Handgelenke länger Wetter, Wind-Kälte und Kälte ausgesetzt, kommt es zur Stagnation von Qi und Blut und Handgelenksschmerzen.

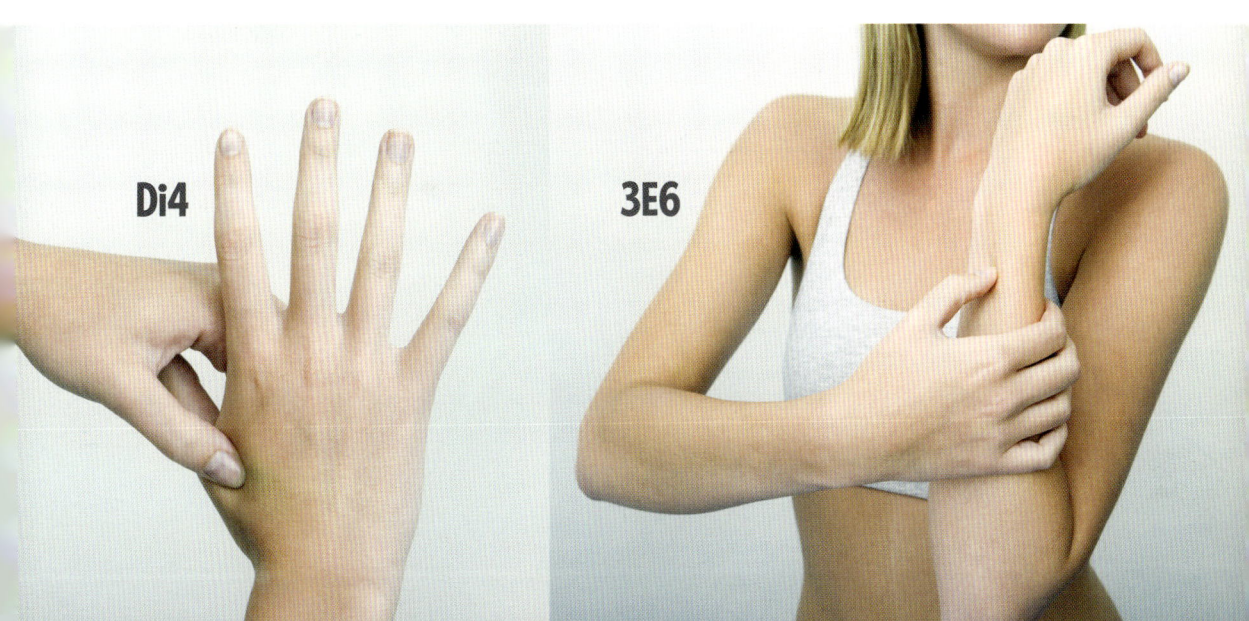

Di4

3E6

Schmerzen im Lendenbereich & Beinschmerzen

 **Behandlungsdauer:
6 MINUTEN**

Schmerzen im Lendenbereich betreffen den unteren Rücken, die Region zwischen den Wirbeln L1 und S3. Oft entstehen sie infolge von Nierenerkrankungen, Arthrose, rheumatoider Polyarthritis, Bandscheibenvorfall oder Wirbelsäulenverletzung.

METHODE

- Mit dem Daumen zwei Minuten lang mäßigen Druck auf Punkt **Bl40** ausüben. Danach auf der anderen Seite wiederholen.
- Mit dem Daumennagel zwei Minuten lang starken Druck auf Punkt **Du26** ausüben. Noch besser als der Daumennagel ist die Spitze eines Kugelschreibers. Die Schmerzen, die mit der Reizung einhergehen, können Tränen auslösen – ein gutes Zeichen.

AKUPRESSUR-PUNKTE

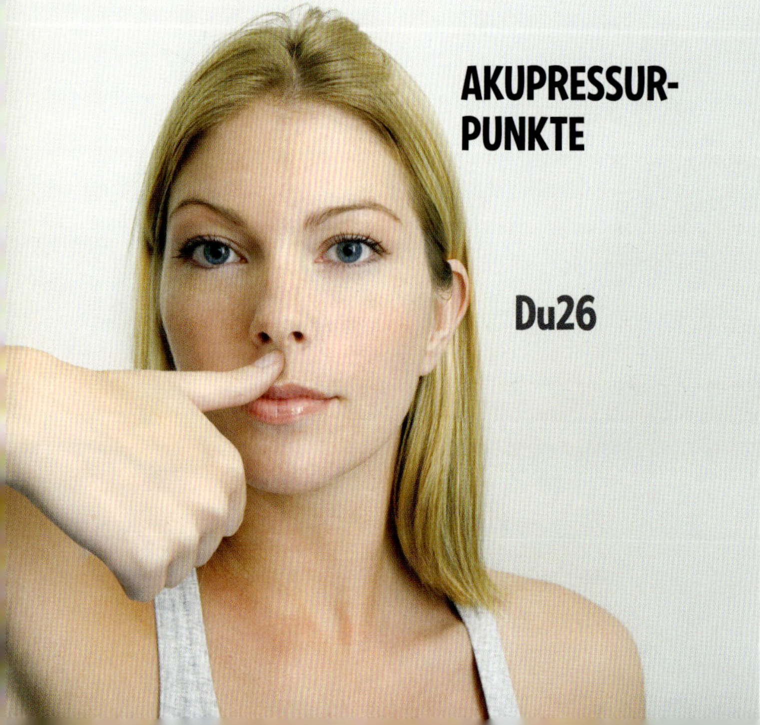

Du26

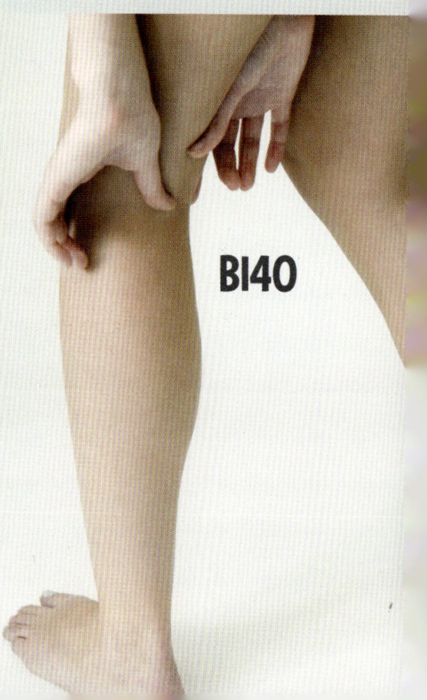

Bl40

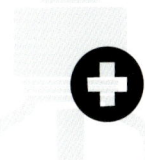

VARIANTE

Die schmerzhafte Stelle zehn bis 15 Minuten mit dem heißen Moxa-Stift behandeln. Eine sehr wirksame Methode, da Hitze Blockaden auflöst.

EXTRA TIPPS

- **Für eine Massage des Lendenbereichs**: in einer kleinen Braunglasflasche mit Pipette 15 ml **Johanniskrautöl** mit je 125 Tropfen **Wintergrünöl**, **Rosmarinöl** (Cineol) und **Lorbeeröl** (alle ätherisch) vermischen. Dann 15 Tropfen der Mischung auf die schmerzhafte Stelle geben und massieren.

- **Für eine Beinmassage**: in einer kleinen Braunglasflasche mit Pipette 30 ml **Macadamiaöl** mit 40 Tropfen **Zypressenöl**, 20 Tropfen **Lavendinöl** und fünf Tropfen **Pfefferminzöl** (alle ätherisch) vermischen. Die Beine zwei- bis dreimal pro Woche von unten bis oben mit ein paar Tropfen der Mischung massieren.

IN DER TRADITIONELLEN CHINESISCHEN MEDIZIN

Wetterfaktoren (Wind, Kälte, Feuchtigkeit) sowie Stress können Schmerzen im Lendenbereich auslösen, genau wie eine chronisch erschöpfte Niere. Die Stagnation von Qi und Blut, eine Muskelzerrung oder Kälte im Lendenbereich können dafür verantwortlich sein. Erreichen schädliche externe Wetterfaktoren die unteren Gliedmaßen, spüren wir Schmerzen in den Beinen. Wind dringt in die Haut ein, Kälte stagniert und Feuchtigkeit ist schwer und klamm. Die Folgen: Qi und Blut stagnieren, lösen Schmerzen aus, die bei kalt-feuchtem Wetter zunehmen. Unausgewogene Ernährung (scharfe, fette oder süße Produkte, Milchprodukte, Alkohol) schadet Milz und Magen und steigert die Feuchtigkeit-Hitze. Diese steigt in die unteren Gliedmaßen hinab, blockiert die Meridiane und verursacht Beinschmerzen.

Allgemeine Schmerzen

 Behandlungsdauer:
11 MINUTEN

Wie der Name bereits verrät, können allgemeine Schmerzen alle Körperteile (Muskulatur, Gelenke, Sehnen) betreffen und gehen meist mit Müdigkeit, Depression und Kälteempfindlichkeit einher. Oft sind sie die Folge einer Grippe oder von Leiden wie chronischem Erschöpfungssyndrom, Fibromyalgiesyndrom oder Polio.

METHODE

Mit dem Daumen eine Minute lang mäßigen Druck auf jeden Punkt ausüben. Danach auf der anderen Seite wiederholen.

EXTRA TIPPS

- Vitamine B, Magnesium oder ein allgemeineres Präparat (ohne Eisen oder Kupfer) können Abhilfe schaffen. Fragen Sie Ihren Apotheker.
- Meiden Sie gluten- und milchhaltige Produkte und nehmen Sie weniger einfache Kohlenhydrate (Weißbrot, herkömmliche Nudeln) und Fleisch (einmal wöchentlich) zu sich. Greifen Sie öfter zu Produkten mit einem hohen Omega-3-Anteil (Rapsöl, fettreicher Fisch), ölhaltigen Produkten, dunkler Schokolade (mindestens 72 % Kakao), Gemüse, Knollenfrüchten, Kürbis und Maronen.

VARIANTE

Die schmerzhaften Stellen 10 bis 15 Minuten mit dem Moxa-Stift behandeln.

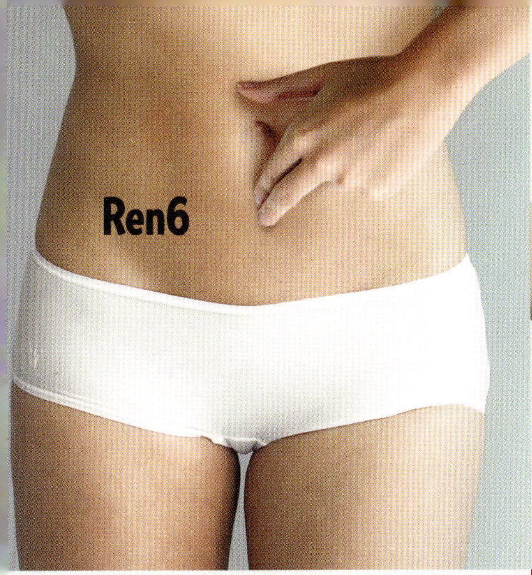

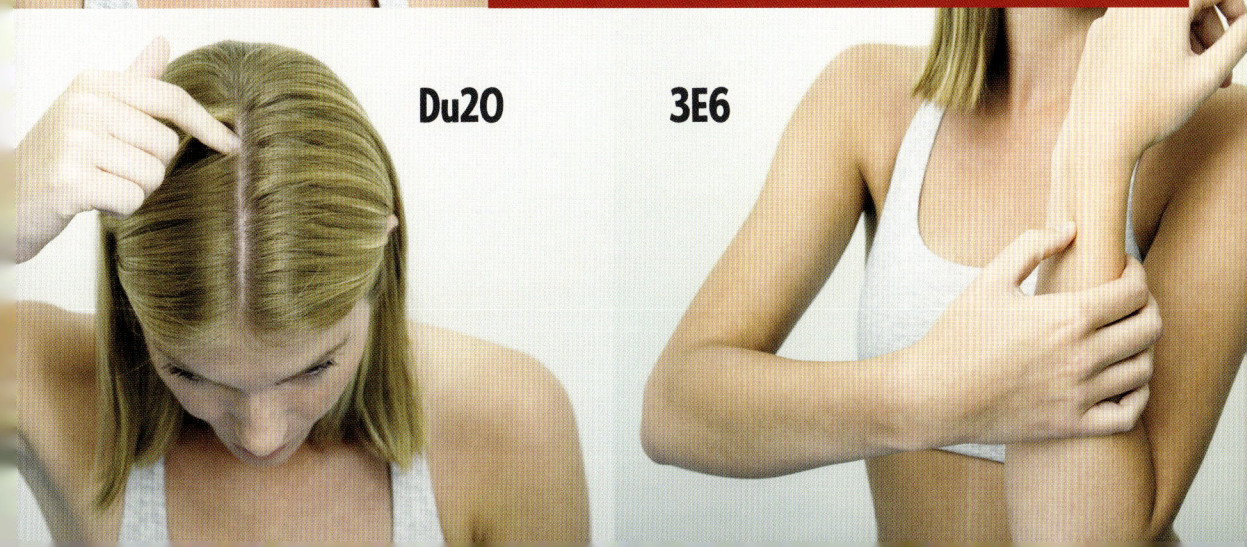

Ren6

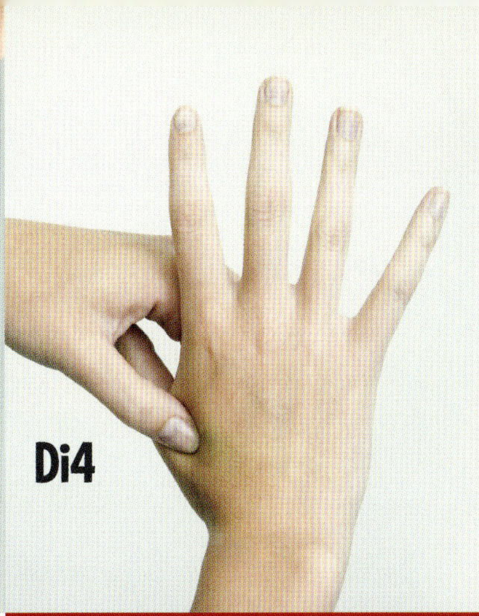

Di4

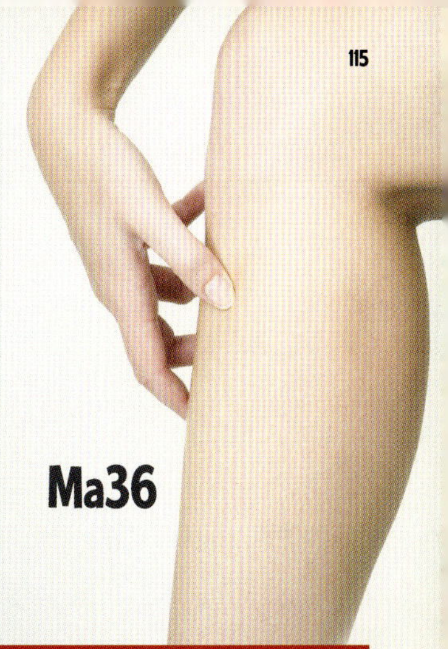

Ma36

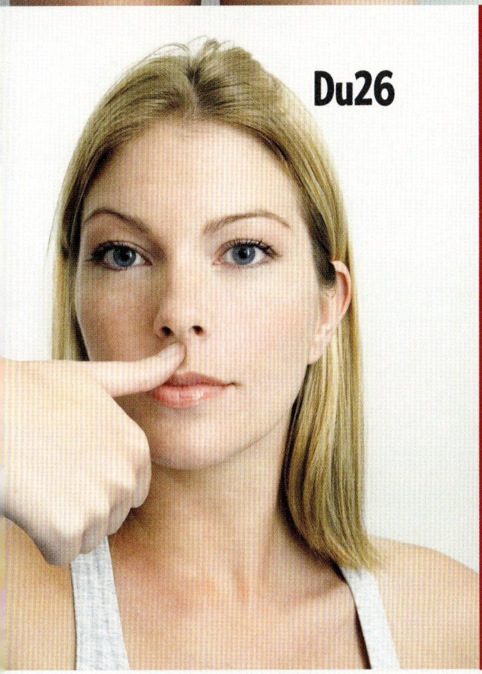

Du26

IN DER TRADITIONELLEN CHINESISCHEN MEDIZIN

Wetterfaktoren (Wind-Kälte, Wind-Feuchtigkeit, Feuchtigkeit-Hitze) beeinflussen den freien Fluss von Qi und Blut und führen zu Unterversorgung von Muskulatur, Sehnen und Meridianen und somit zu Schmerzen. Starke Emotionen, Stress und Burn-out können eine Blockade des Leber-Qi auslösen, die die Verlangsamung des Kreislaufs von Blut und Körperflüssigkeiten zur Folge hat und die Unterversorgung von Muskeln, Sehnen und Meridianen. Ungesunde Ernährung, chronische Erkrankungen, exzessives Sexualverhalten, hohes Alter und Burn-out können zur Erschöpfung von Leber-Yin und Nieren-Yin und -Yang führen. Leere und Stagnation von Qi und Blut bedingt Schmerzen im ganzen Körper.

Du20

3E6

Hexenschuss

 Behandlungsdauer:
6 MINUTEN

Ein Hexenschuss ist sehr schmerzhaft und wird meistens durch eine ungeschickte Bewegung ausgelöst. Er hat starke Schmerzen im Lenden-bereich und Steifheit in der Lendenwirbelsäule zur Folge. Der Hexen-schuss ist ein Anzeichen für die Abnutzung der Lendenwirbelsäule.

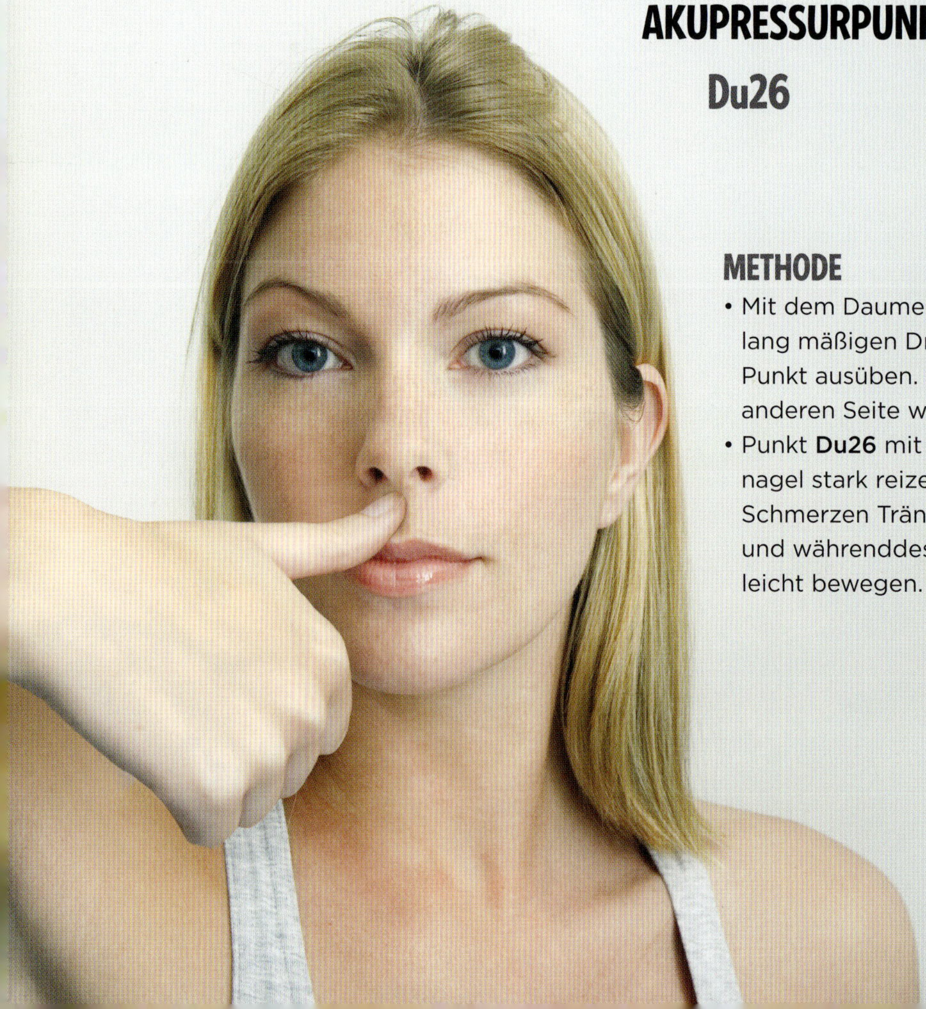

AKUPRESSURPUNKTE

Du26

METHODE

• Mit dem Daumen zwei Minuten lang mäßigen Druck auf jeden Punkt ausüben. Danach auf der anderen Seite wiederholen.

• Punkt **Du26** mit einem Finger-nagel stark reizen, bis die Schmerzen Tränen auslösen, und währenddessen das Becken leicht bewegen.

VARIANTE

Ergänzend lässt sich die schmerzhafte Stelle (wenn sie nicht heiß ist) auch einmal täglich 10 bis 15 Minuten mit dem Moxa-Stift behandeln, bis sie rot wird.

EXTRA TIPPS

• In einer kleinen Braunglasflasche 15 ml **Johanniskrautöl** mit 75 Tropfen **Strohblumenöl**, 75 Tropfen **Zitroneneucalyptusöl** und je 25 Tropfen **Kardamomöl**, **Ylang-Ylang-Öl** und **Lorbeeröl** (alle ätherisch) vermischen. Fünf- bis sechsmal täglich ein paar Tropfen der Mischung auf die schmerzhafte Stelle geben.

• Um zu verhindern, dass Kälte und Feuchtigkeit diese Region angreifen, sollte man Folgendes vermeiden: barfuß auf feuchtkaltem Boden gehen, viel schwitzen, zu lange im Wasser sein oder draußen zu dünne Kleidung tragen, vor allem im Bereich des Magens und unteren Rückens.

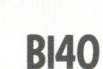

Bl40

IN DER TRADITIONELLEN CHINESISCHEN MEDIZIN

Im Lendenbereich befindet sich die Niere. Die Verästelung des Nierenmeridians läuft bis ins Rückgrat und stellt so die Verbindung zwischen Niere und Lendenbereich her. Ein Hexenschuss ist häufig die Folge einer Blockade der Meridiane und des Sehnen-Meridians, die durch Kälte und Feuchtigkeit in diesem Bereich ausgelöst wird. Exzessives Sexualverhalten zehrt die Essenz (Jing) und das Qi aus. Daraus folgt eine Unterversorgung von Niere, Gewebe und Lendenbereich als Ganzes. Ein Hexenschuss ist somit die Folge einer Leere von Qi und/oder Jing. Ein Sturz oder eine Verletzung können ebenfalls schädlich sein für Qi und Blut und einen Hexenschuss bedingen. Bewegungseinschränkung im Lendenbereich und womöglich die Unfähigkeit, aufrecht zu stehen, zu liegen oder zu gehen sind die Symptome der Stagnation von Qi und Blut.

Zahnschmerzen

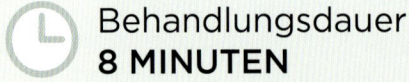 Behandlungsdauer:
8 MINUTEN

Diese unangenehmen Schmerzen können mit Schwellungen im Kieferbereich und mit Kopfschmerzen einhergehen und erfordern meist einen Zahnarztbesuch. Aber man kann die Schmerzen mit natürlichen Methoden selbst etwas lindern.

AKUPRESSURPUNKTE   Di4

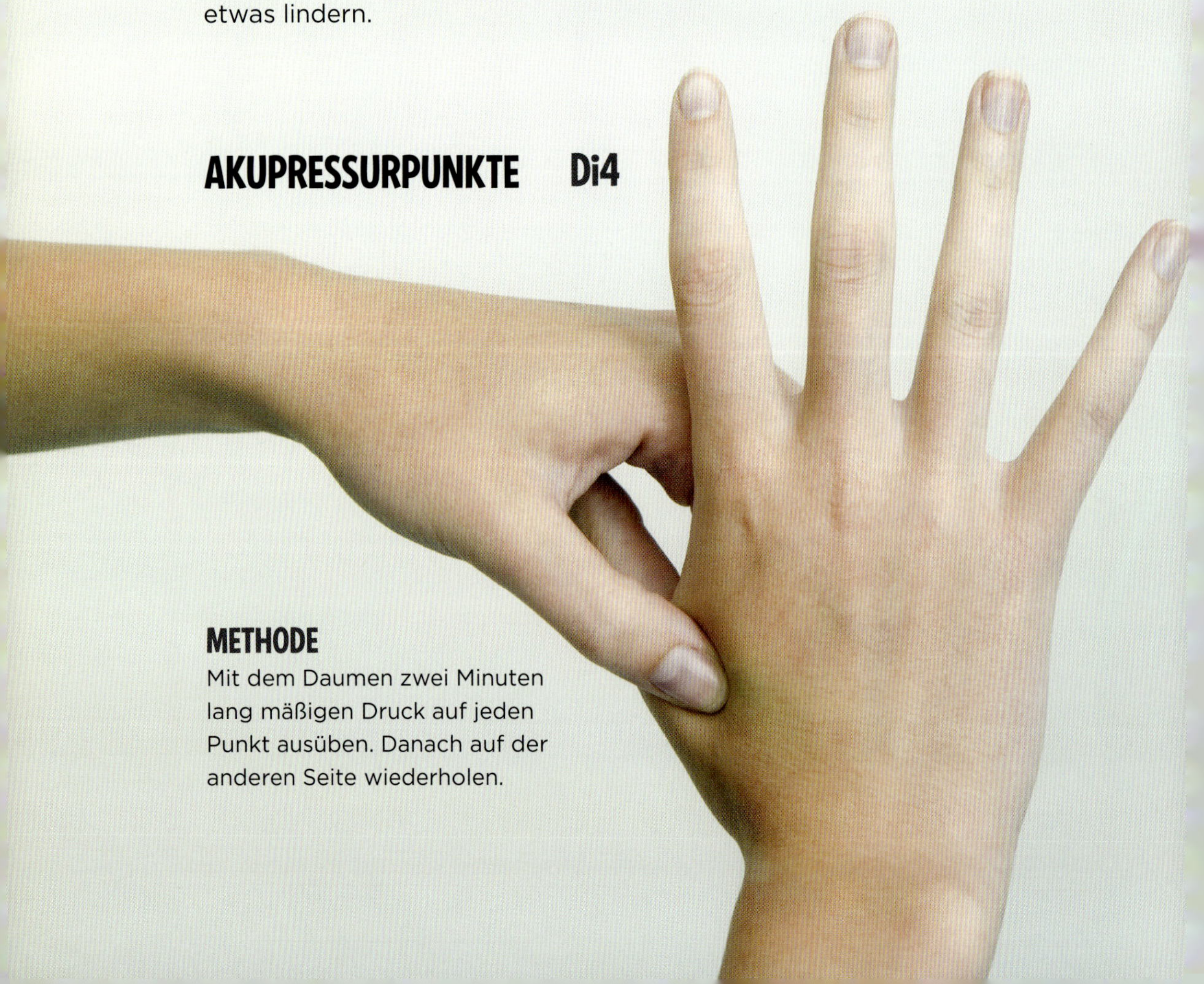

METHODE

Mit dem Daumen zwei Minuten lang mäßigen Druck auf jeden Punkt ausüben. Danach auf der anderen Seite wiederholen.

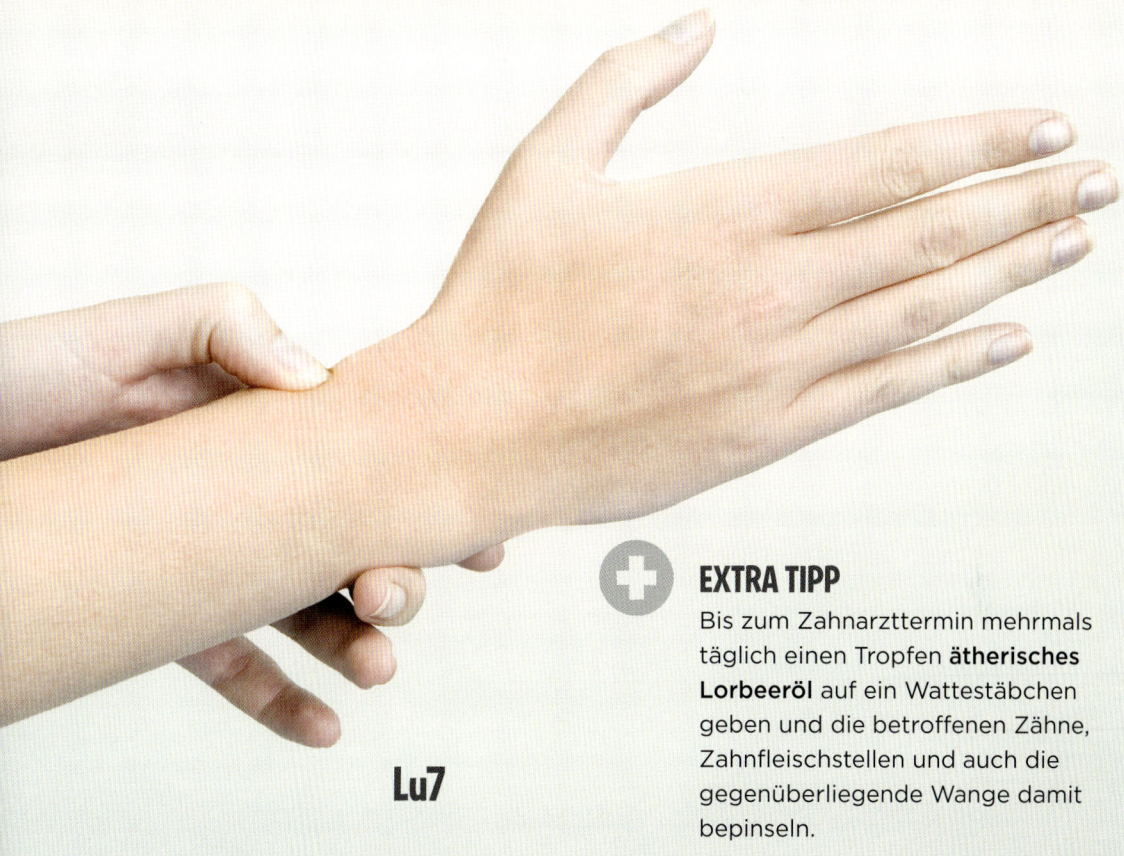

Lu7

EXTRA TIPP

Bis zum Zahnarzttermin mehrmals täglich einen Tropfen **ätherisches Lorbeeröl** auf ein Wattestäbchen geben und die betroffenen Zähne, Zahnfleischstellen und auch die gegenüberliegende Wange damit bepinseln.

IN DER TRADITIONELLEN CHINESISCHEN MEDIZIN

Die Meridiane von Magen und Dickdarm sind beide mit den Zähnen verbunden: der Magenmeridian mit dem Unterkiefer, der Dickdarmmeridian mit dem Oberkiefer. Wind-Kälte oder Wind-Hitze greifen den oberen Teil des Körpers, wo alle Yang-Meridiane zusammenlaufen, an und beeinflussen die Zähne. Hitze treibt den Fluss von Qi und Blut im Mund an, während Kälte ihn verlangsamt. Die Folge: Schmerzen. Der übermäßige Verzehr von scharfen Lebensmitteln, Alkohol, Milchprodukten und Zucker kann ebenfalls Hitze-(Stau) bedingen, die über die Meridiane aufsteigt und sich in Zahnschmerzen äußert. Die Niere kontrolliert nicht nur die Knochen, sondern auch die Zähne (als Verlängerung der Knochen). Eine Leere des Nieren-Jing hätte auch Folgen für die Zähne. Nieren-Feuer (Yin-Mangel) als Folge von hohem Alter, Stress, exzessivem Sexualverhalten und Selbstbefriedigung, starkem Blutverlust während der Periode, Alkohol- und/oder Drogenmissbrauch sowie Schlafmangel können ebenfalls Zahnschmerzen auslösen – wie auch mangelhafte Mundhygiene, was die Entwicklung von Bakterien begünstigt.

Kopfschmerz (Migräne)

 Behandlungsdauer:
14 MINUTEN

Migräne (Kopfschmerz) ist weitverbreitet und oft der Grund für einen Arztbesuch. Die Ursachen sind jedoch sehr unterschiedlich.

METHODE

Mit dem Daumen zwei Minuten lang mäßigen Druck auf jeden Punkt ausüben. Danach auf der anderen Seite wiederholen.

 ## EXTRA TIPP

In einer kleinen Braunglasflasche mit Pipette 15 ml **Johanniskrautöl** mit je 50 Tropfen **Lorbeeröl, Pfefferminzöl, Basilikumöl** sowie 25 Tropfen **Wintergrünöl** und 50 Tropfen **Ylang-Ylang-Öl** (alle ätherisch) vermischen. Nach Belieben mehrmals täglich drei Tropfen dieser Mischung auf Stirn und Schläfen geben.

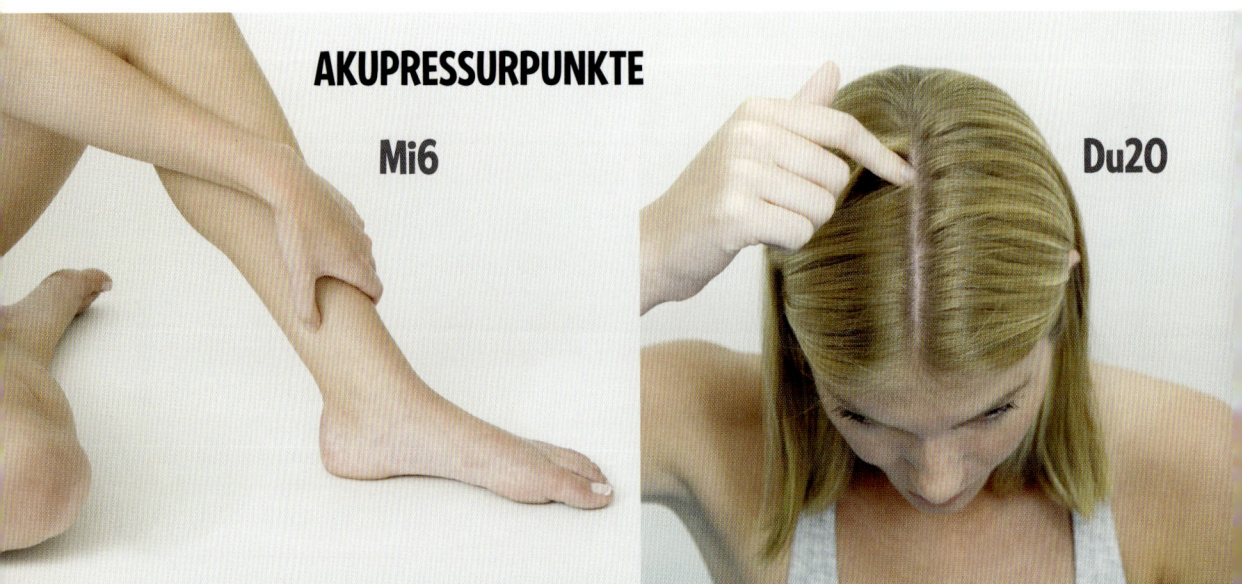

AKUPRESSURPUNKTE

Mi6

Du20

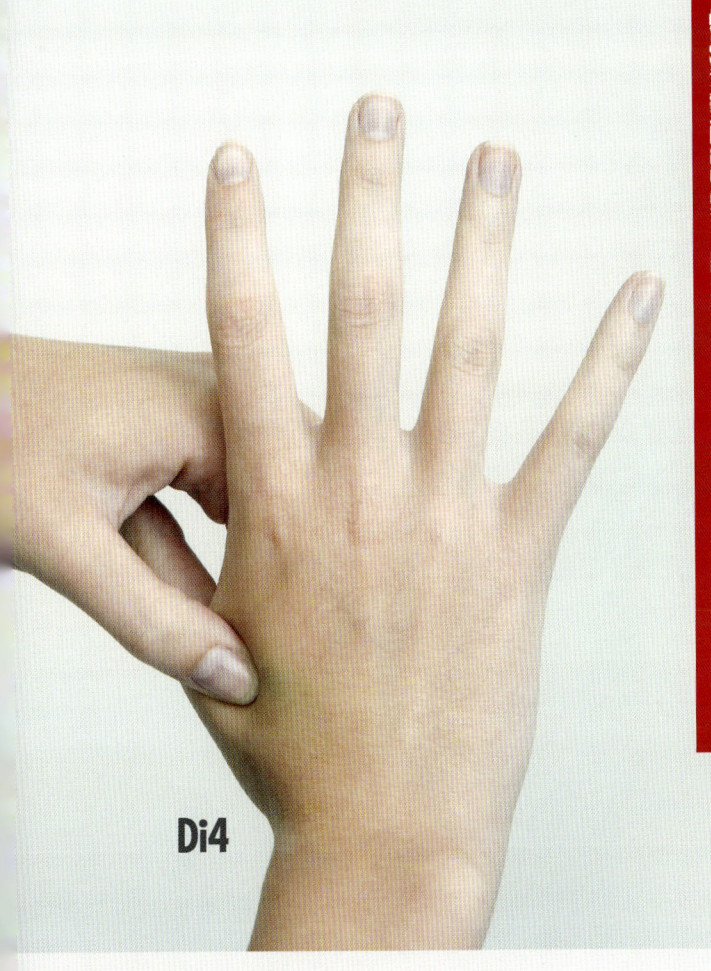

IN DER TRADITIONELLEN CHINESISCHEN MEDIZIN

Der Kopf ist Sammelpunkt aller Yangs und die Region der sechs Yang-Meridiane. Auch fließt durch ihn das Qi und das Blut der Organe und des Darms. Inwendige Probleme können das Kopf-Qi und -Blut aus dem Gleichgewicht bringen und zur Stagnation des Meridian-Qi führen. Die Folge: Schmerzen. Migräne kann auch externe Ursachen haben, wenn etwa Wind den Körper angreift und die Meridiane des oberen Kopfbereichs erreicht. Andere mögliche innere Ursachen: ein übermäßiger Anstieg des Leber-Yangs oder Qi- und Blut-Leere.

Di4

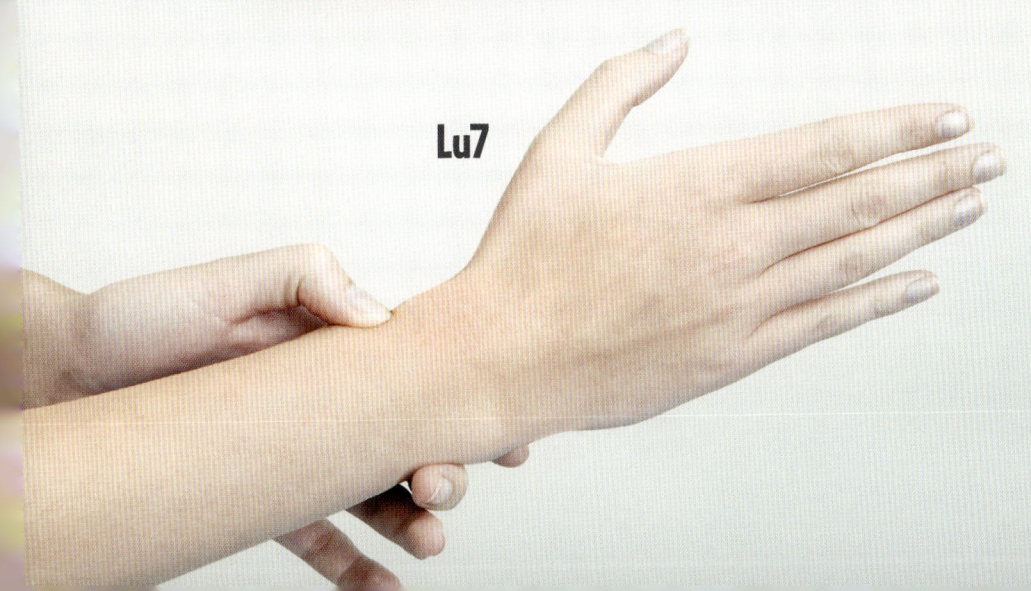

Lu7

Ischias

 Behandlungsdauer:
8 MINUTEN

Dieser stechende Schmerz hängt mit der Reizung des Ischiasnerves zusammen und geht oft mit einem Hexenschuss einher.

METHODE

Mit dem Daumen zwei Minuten lang mäßigen Druck auf jeden Punkt ausüben. Danach auf der anderen Seite wiederholen.

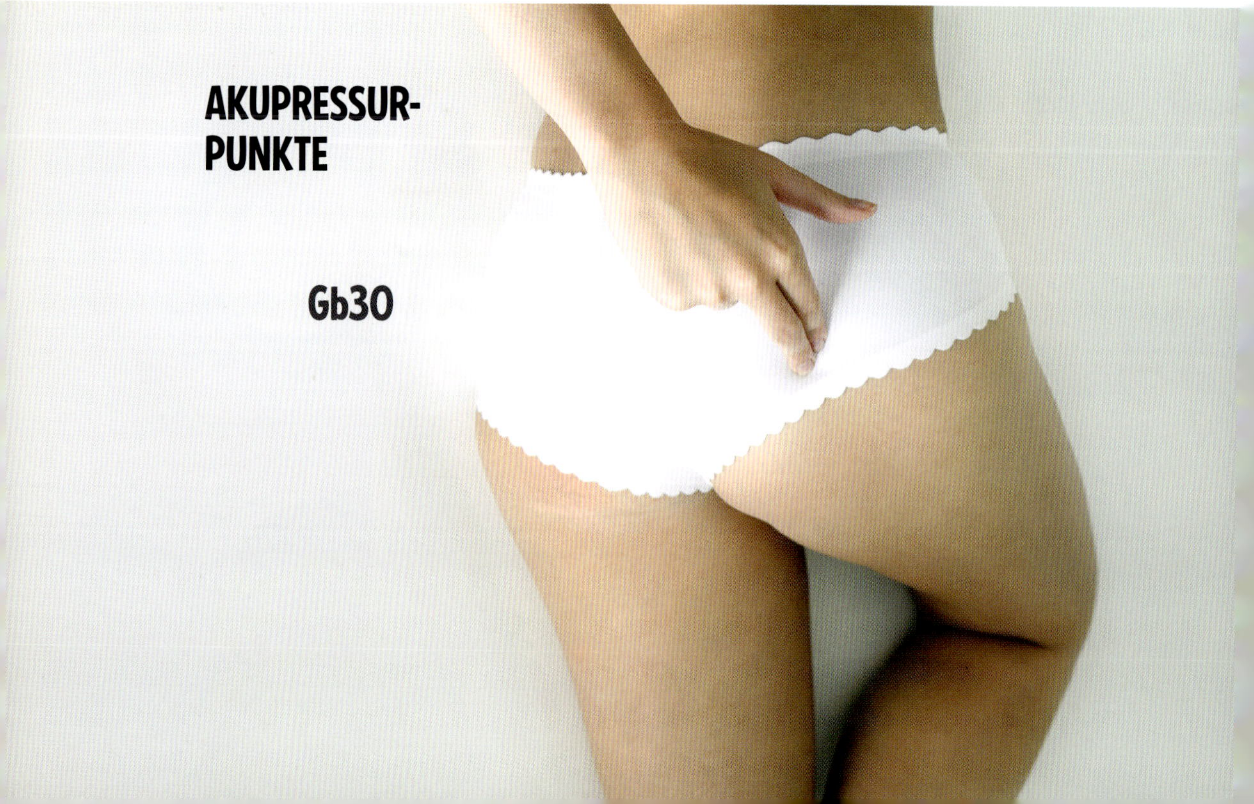

AKUPRESSUR-PUNKTE

Gb30

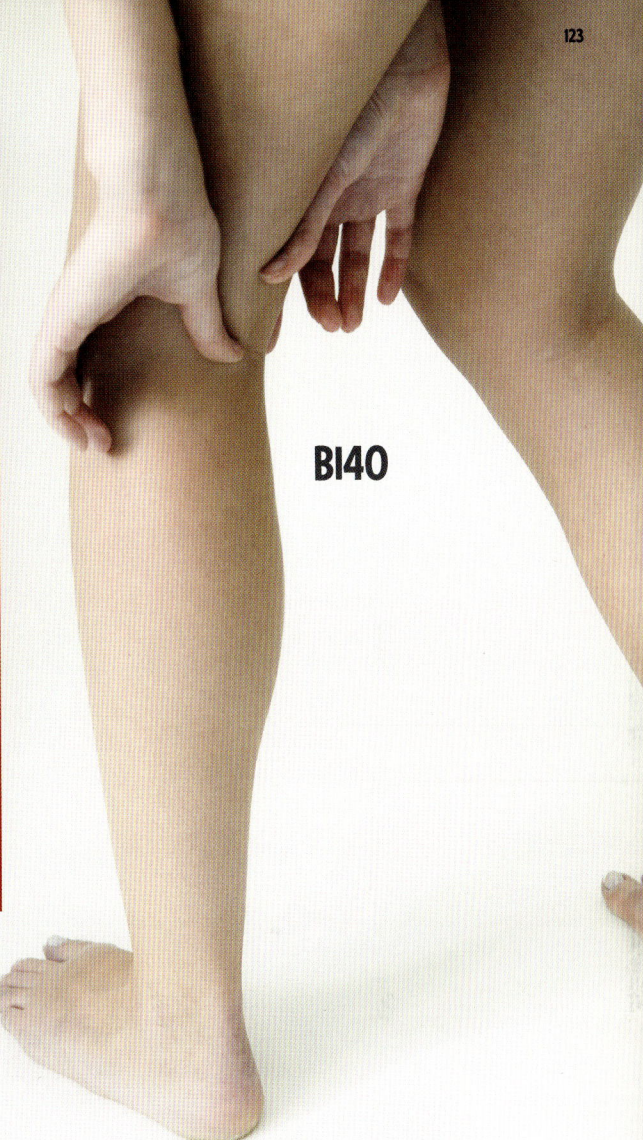

IN DER TRADITIONELLEN CHINESISCHEN MEDIZIN

Ischias hängt mit einer Blockade der Meridiane zusammen. Ausgelöst wird sie durch eine Unterversorgung infolge von Qi- und Blut-Leere, die ihrerseits von einer chronischen Erschöpfung des Körpers herrührt. Stagniert die Versorgung der Meridiane, ist auch die motorische Leistungsfähigkeit eingeschränkt, und es kommt zu Schmerzen. Verletzungen und das Eindringen von Wind, Kälte oder Feuchtigkeit können ebenfalls zur Stagnation von Qi und Blut führen und starke Schmerzen auslösen. In diesen Fällen ist das Leiden eher ein Problem des „Überflusses".

Bl40

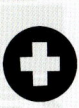

EXTRA TIPPS

• In einer kleinen Braunglasflasche 15 ml **Johanniskrautöl** mit je 50 Tropfen **Strohblumenöl, Thymianöl, Ylang-Ylang-Öl, Wintergrünöl** sowie 25 Tropfen **Römischem Kamillenöl**, 50 Tropfen **Pfefferminzöl** und 25 Tropfen **Lorbeeröl** (alle ätherisch) vermischen. Fünfmal täglich ein paar Tropfen der Mischung auf die schmerzhafte Stelle geben.

• Die Vermeidung von Stress ist ebenfalls wichtig: Durch Stress ausgelöste Verspannungen verstärken die Schmerzen und das Zusammenziehen der Muskulatur.

Schiefhals (Torticollis)

 Behandlungsdauer:
10 MINUTEN

Ein Schiefhals (Torticollis) entsteht durch eine unfreiwillige Kontraktion der Nackenmuskulatur, ein Phänomen, das sich nicht kontrollieren lässt. Die Folge: eine schiefe Kopfhaltung, die mit Verspannungen im Nacken und starken Schmerzen einhergeht.

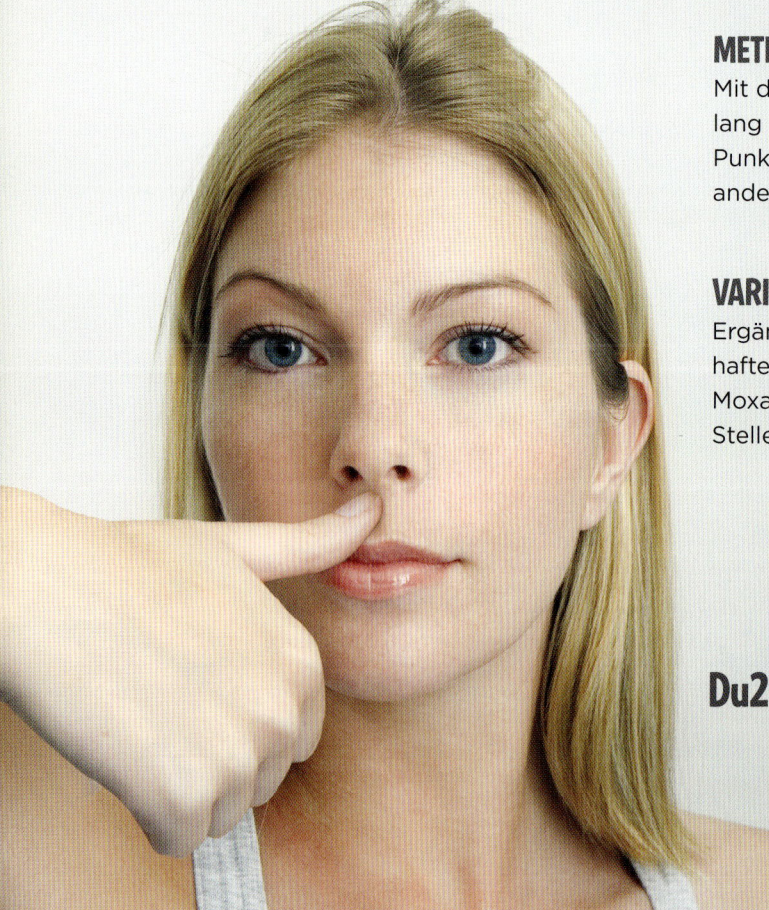

METHODE
Mit dem Daumen zwei Minuten lang mäßigen Druck auf jeden Punkt ausüben. Danach auf der anderen Seite wiederholen.

VARIANTE
Ergänzend lässt sich die schmerzhafte Stelle auch mit dem heißen Moxa-Stift behandeln (bis die Stelle rot wird).

Du26

AKUPRESSURPUNKTE

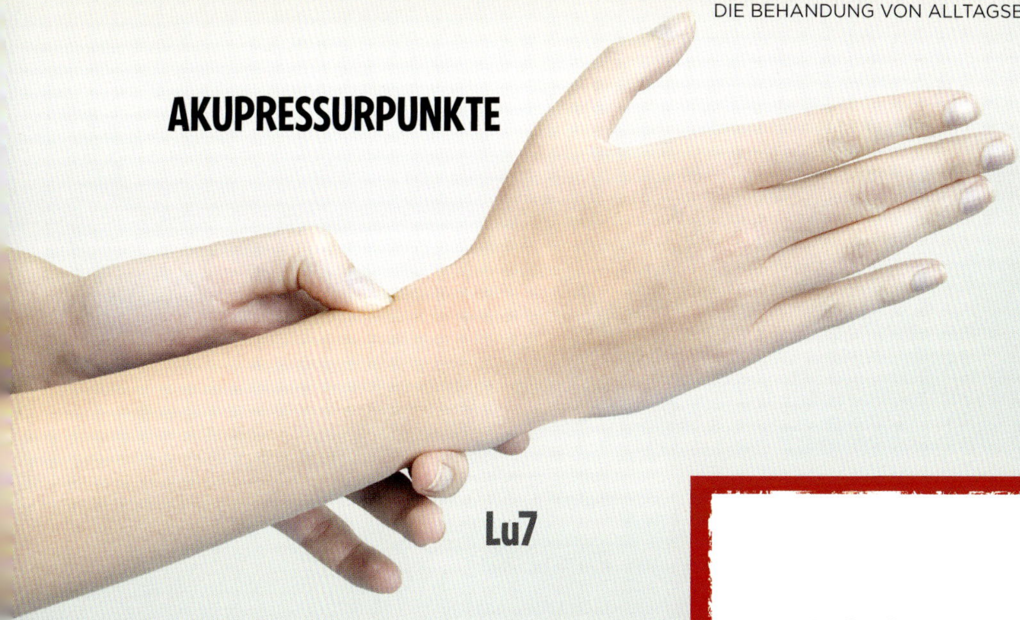

Lu7

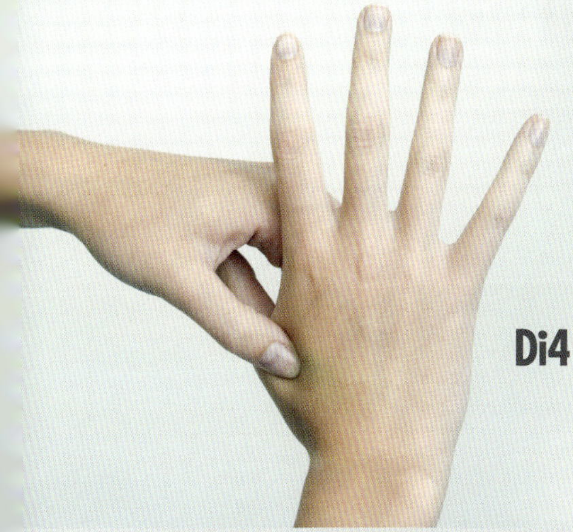

Di4

IN DER TRADITIONELLEN CHINESISCHEN MEDIZIN

Schiefhals und die damit einher-
gehenden Nackenverspannungen
rühren von einer Sehnenverletzung
im Nackenbereich her. Ursache
hierfür kann eine schlechte Schlaf-
haltung sein oder auch ein Ungleichgewicht im lokalen Qi der
Meridiane infolge von Wind-Kälte
an Genick und Rücken. Die Folge:
eine Stagnation von Qi und/oder
Blut und/oder Wind-Kälte-
Feuchtigkeit, welche den freien
Fluss von Qi und Blut in Richtung
Sehnen unterbindet.

 EXTRA TIPP

In einer Braunglasflasche (50 ml) 10 ml **Kopaivabalsam** mit 10 ml
Wintergrünöl, 10 ml **Zitroneneukalyptusöl**, 88 Tropfen **Rosmarinöl**
(Cineol) und zwölf Tropfen **Nelkenöl** (alle ätherisch) vermischen. Über
längere Zeit hinweg einige Male täglich ein paar Tropfen der Mischung
auf den Nacken geben und neben einer Moxa-Therapie anwenden.

Ausbleiben der Periode

Behandlungsdauer:
14 MINUTEN

Das Ausbleiben der Periode ist entweder primärer Art
(bei jungen Frauen im Alter ab 16 Jahren, die noch keine
Regel hatten) oder sekundärer Art (bei Frauen, deren
letzte Regel mehr als drei Monate zurückliegt).

WARNUNG!

Im Falle eines hormonbedingten
Krebsleidens oder Epilepsie wird
von einer Massage mit ätherischem
Öl (siehe S. 127) dringend abgeraten.

METHODE

Mit dem Daumen zwei Minuten lang
mäßigen Druck auf jeden Punkt
ausüben. Danach auf der anderen
Seite wiederholen.

**AKUPRESSUR-
PUNKTE**

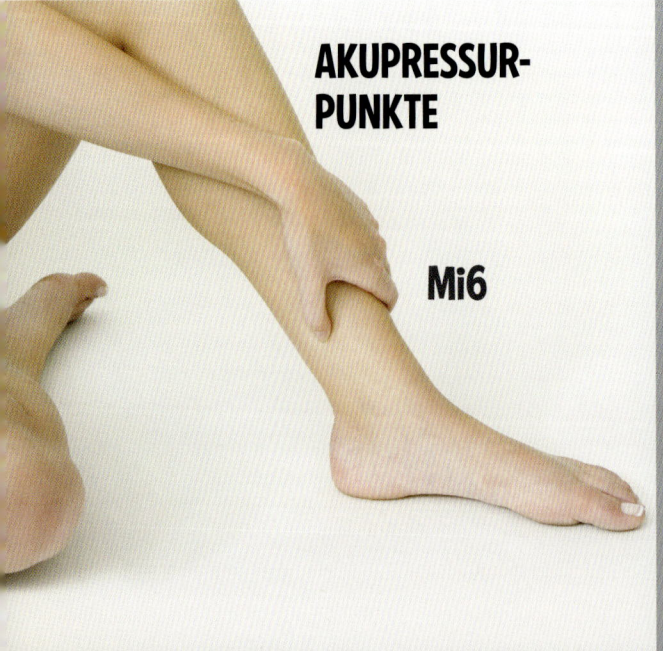

Mi6

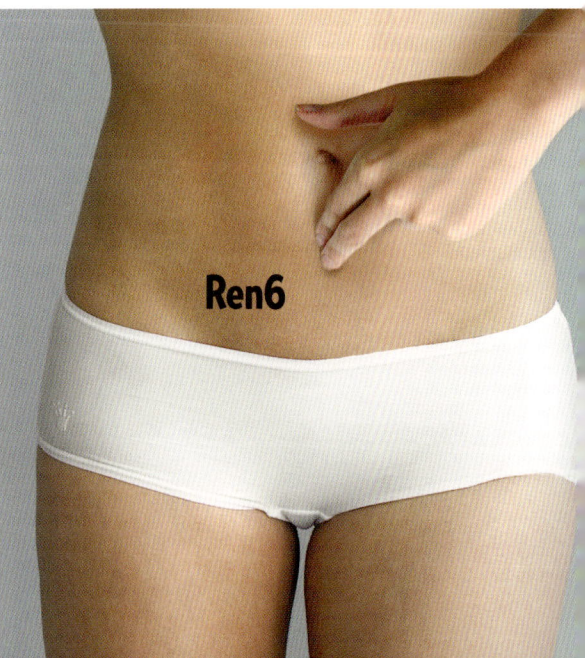

Ren6

IN DER TRADITIONELLEN CHINESISCHEN MEDIZIN

Dieses Problem ist meistens die Folge von Mangel, manchmal jedoch auch von Fülle. Grundsätzlich wird es der Stagnation von Blut bzw. Blut-Leere zugeschrieben. Emotionale Schocks, Wut und Frustration führen zur Blockade der Leber und diese ihrerseits zur Stagnation von Qi und Blut. Die Folge: eine Blockade der Eileiter, wodurch das Abfließen des Menstruationsbluts unterbunden wird. Unausgewogene Ernährung und Erschöpfung schaden dem Milz-Qi, was eine Funktionsstörung dieses Organs auslöst. Chronische Leiden können Blut und Yin ebenfalls beeinflussen. Viele wechselnde Sexual-kontakte oder wiederholte Schwanger-schaften können Leber und Niere aus-laugen und so zum Verlust von Essenz (Jing) und Blut führen, was schließlich auch die Periode blockiert.

✚ EXTRA TIPP

In einer kleinen Braunglasflasche mit Pipette 27 ml **Macadamiaöl** mit 45 Tropfen **Muskatellersalbeiöl** und 30 Tropfen **Salbeiöl** (beide ätherisch) vermischen. Morgens und abends 4 Tropfen davon auf den Magen geben und massieren, bis die Regel wiederkehrt.

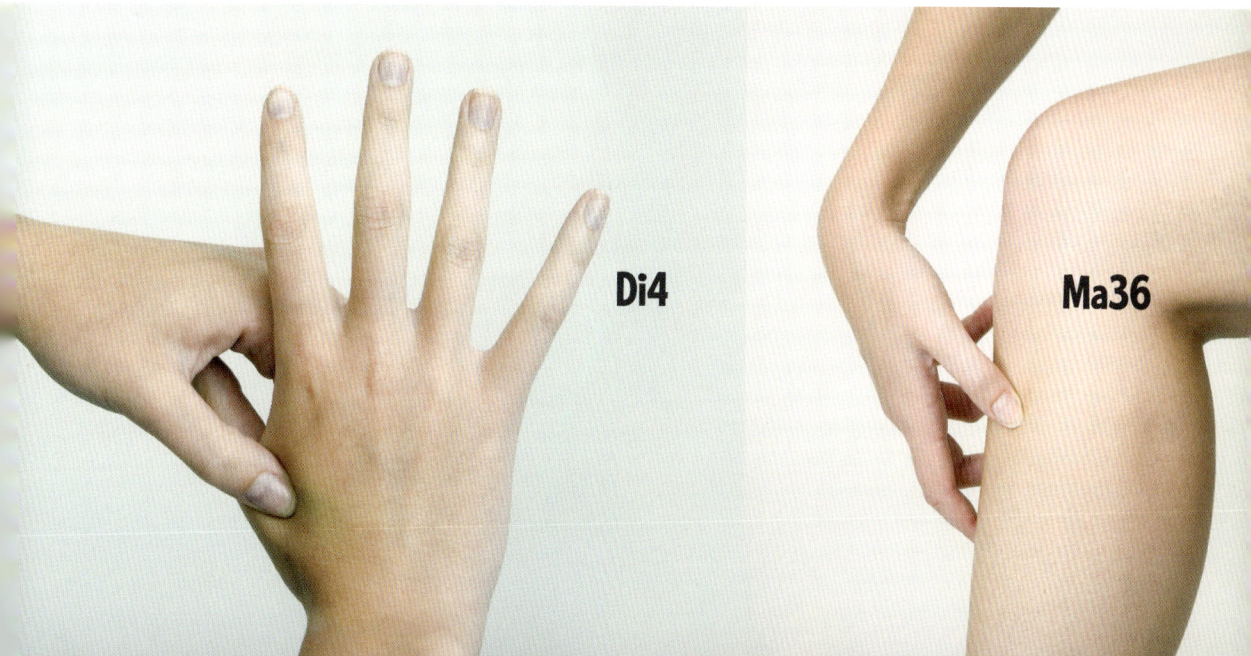

Geburt (Entbindung)

 Behandlungsdauer:
VARIABEL

Geburtswehen sollten auftreten, wenn die Schwangerschaftszeit (41 Wochen) um wenige Tage (maximal sechs) überschritten wurde. Medizinische, mit der Gesundheit der Mutter zusammenhängende Gründe, die Geburtswehen vor dem eigentlichen Termin einzuleiten, wären etwa die Gefahr einer Schwangerschaftsvergiftung (Präeklampsie, in Verbindung mit arterieller Hypertonie, Proteinurie und Gewichtszunahme mit Ödem), Schwangerschaftsdiabetes, einer abnormalen Lage des Fötus, einer Entzündung des Fruchtwassers oder gar einer Fehlgeburt.

AKUPRESSURPUNKTE

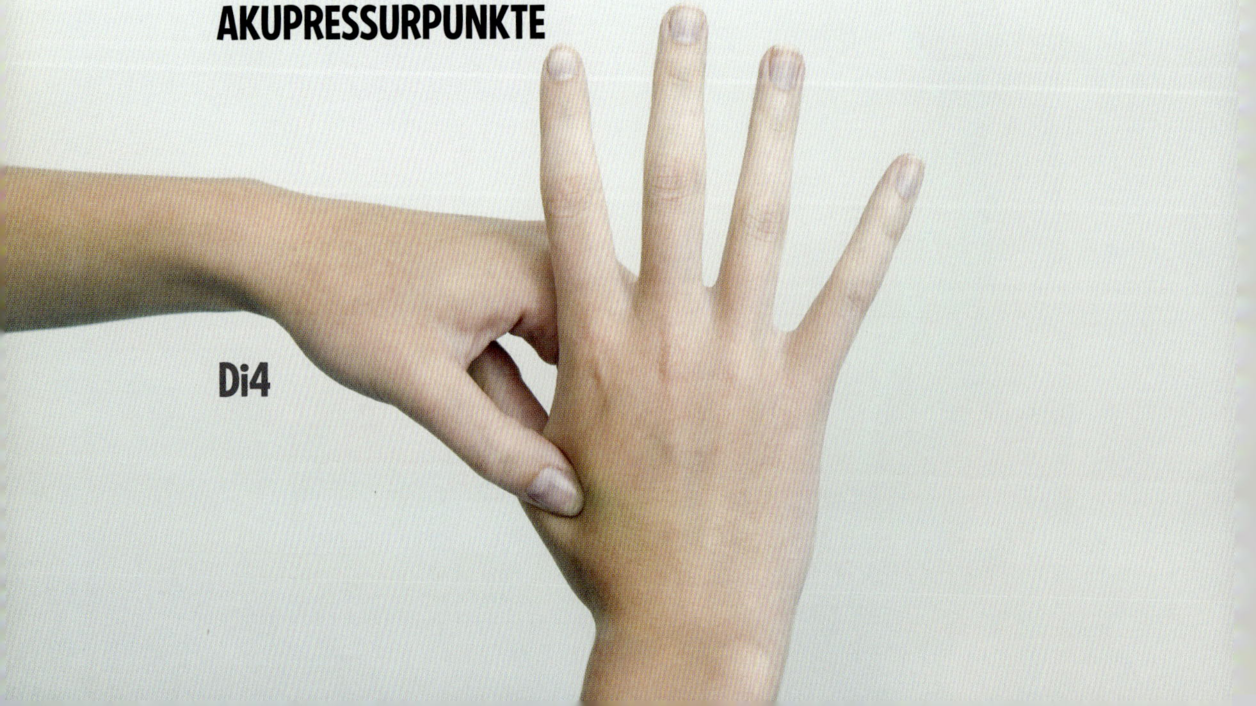

Di4

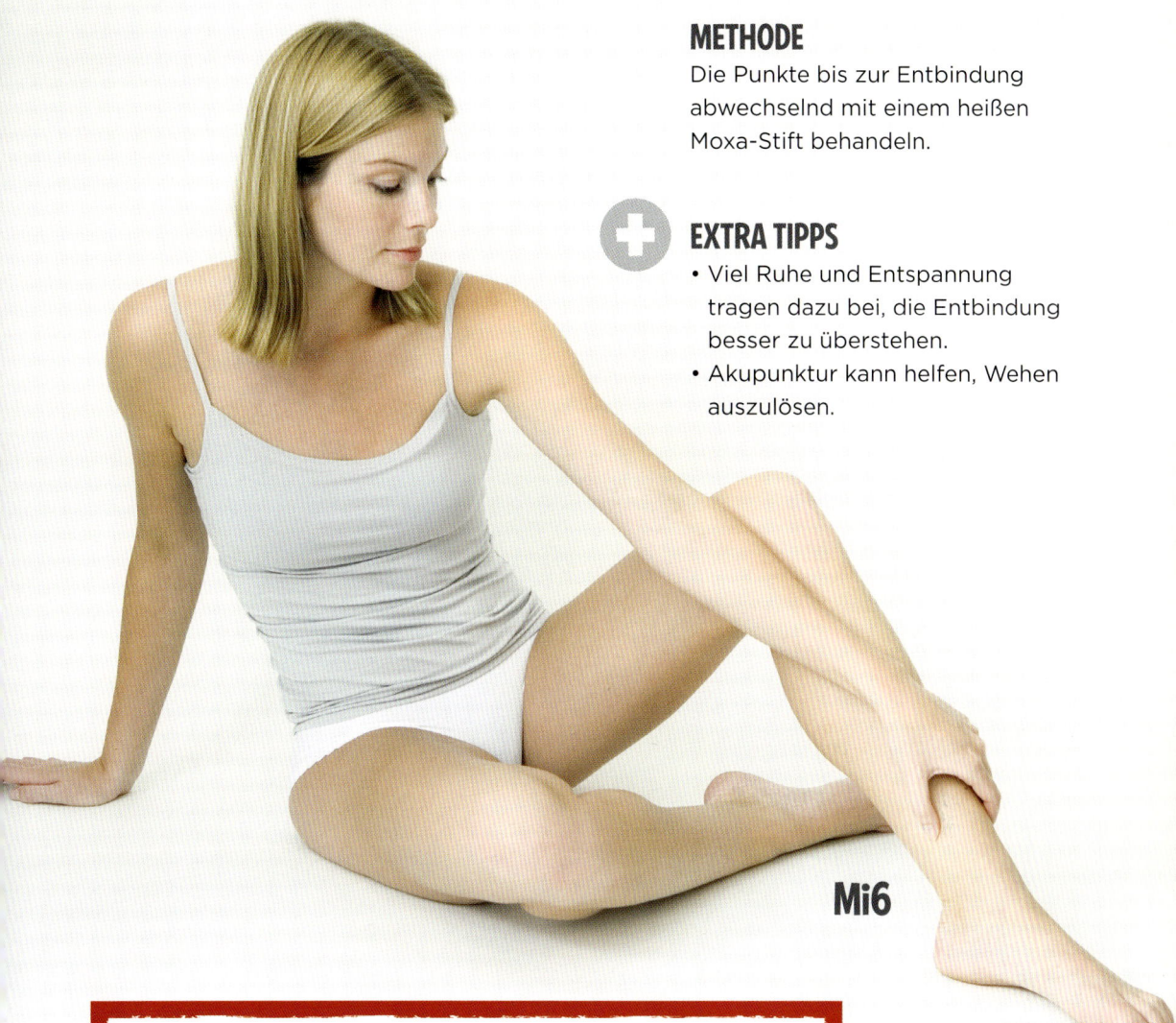

Mi6

METHODE

Die Punkte bis zur Entbindung abwechselnd mit einem heißen Moxa-Stift behandeln.

EXTRA TIPPS

• Viel Ruhe und Entspannung tragen dazu bei, die Entbindung besser zu überstehen.
• Akupunktur kann helfen, Wehen auszulösen.

IN DER TRADITIONELLEN CHINESISCHEN MEDIZIN

Das Ausbleiben der Wehen wird häufig einem angeborenen Mangel an Qi, Blut und Jing (Nierenessenz) zugeschrieben. Dadurch sind die Kontraktionen der Gebärmutter schwach – oder es kommt zur Stagnation von Qi und Blut.

Bettnässen & Harninkontinenz

Behandlungsdauer:
20 MINUTEN

Bettnässen ist das unfreiwillige, unbewusste Urinieren, meistens im Schlaf, das nicht von einer Beschädigung der Harnwege herrührt. Von diesem Leiden sind fast zehn Prozent aller Kinder betroffen, vor allem Jungs. Dagegen ist Harninkontinenz meistens ein Frauenleiden, vor allem im fortgeschrittenen Alter.

METHODE

• Mit dem Daumen zwei Minuten lang mäßigen Druck auf jeden Punkt (außer **Ren6**) ausüben. Danach auf der anderen Seite wiederholen.

• Punkt **Ren6** etwa zehn Minuten mit einem heißen Moxa-Stift behandeln, bis die Stelle rot wird.

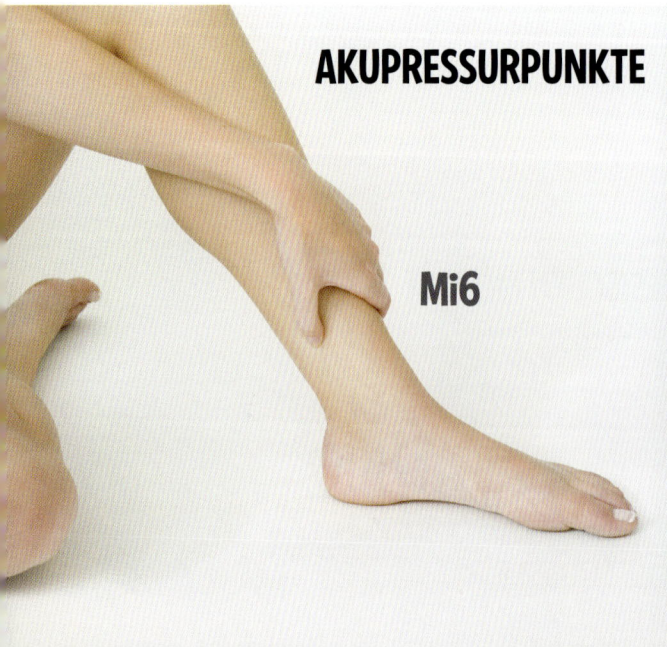

AKUPRESSURPUNKTE

Mi6

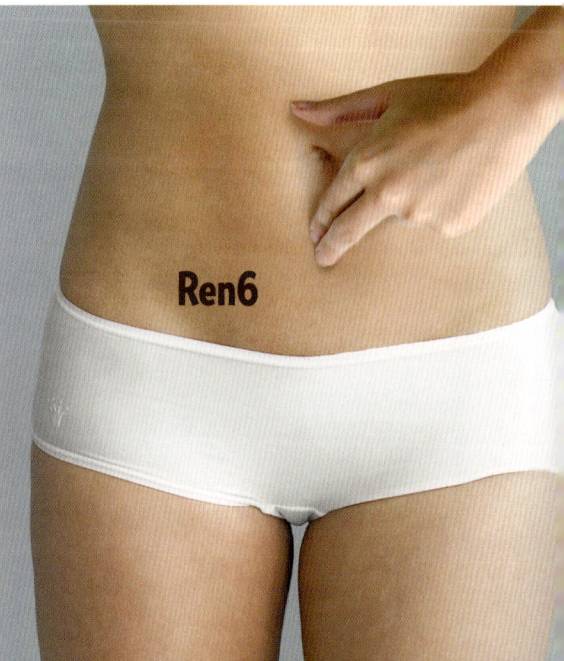

Ren6

EXTRA TIPPS

- Eigentlich überflüssig zu erwähnen: Viel trinken vor dem Schlafengehen ist nicht ratsam.

- Stress jeglicher Art vermeiden, der zur Überreizung des Nieren-Qi führt, so etwa lange Wanderungen, langes Stehen, Gestampfe, exzessives Sexualverhalten ...

- In einer kleinen Braunglasflasche (10 ml) mit Pipette 8 ml **Aprikosenkernöl** mit 50 Tropfen **ätherischem Zypressenöl** vermischen. Vor dem Schlafengehen zehn Tropfen davon auf den unteren Magen- und Rückenbereich geben und massieren. **Vorsicht**: Nicht geeignet für Personen, die an hormonbedingtem Krebs erkrankt sind oder waren.

IN DER TRADITIONELLEN CHINESISCHEN MEDIZIN

Die Energie des Nieren-Yang regelt die unteren Körperöffnungen. Tritt eine Schwächung oder ein Mangel dieser Energie auf, ist auch die Fähigkeit, Körperflüssigkeiten zu kontrollieren, entsprechend reduziert. Bei Kindern kann dies mit einer angeborenen Schwächung der Nierenenergie zusammenhängen, während bei Erwachsenen die Energie des Nieren-Yang altersbedingt nachlässt. Deshalb führt ein Nierenproblem auch zu einer Blasendysfunktion.

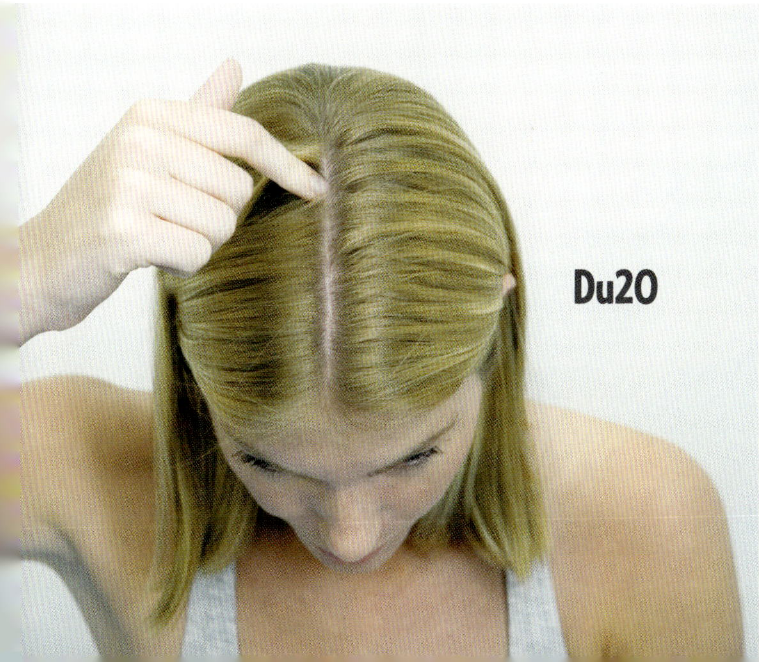

Du20

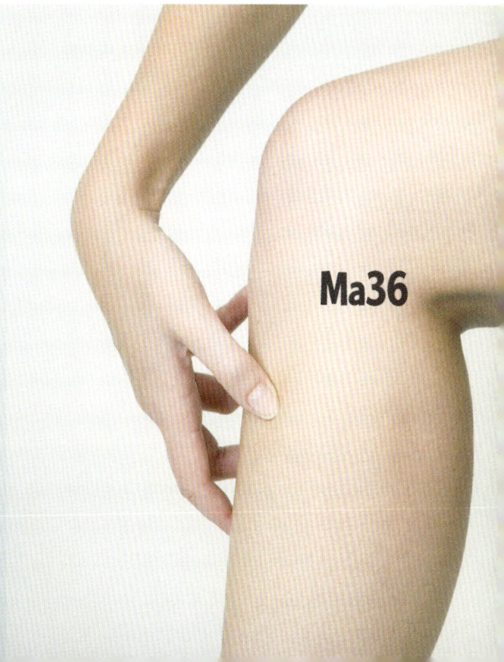

Ma36

Erektionsstörungen

 Behandlungsdauer:
10 MINUTEN

Eine Erektionsstörung liegt dann vor, wenn es dauerhaft unmöglich ist, eine Erektion zu bekommen und/oder aufrecht-zuerhalten, die eine erfüllende sexuelle Beziehung erlaubt.

METHODE

• Mit dem Daumen zwei Minuten lang mäßigen Druck auf jeden Punkt ausüben. Danach auf der anderen Seite wiederholen.

• Alternativ: Die Punkte 15 Minuten lang mit einem heißen Moxa-Stift behandeln, bis sie anfangen rot zu werden. Für Punkt **Ren6** gilt jedoch, die Erhitzung zu beenden, wenn sich ein Wärmegefühl im unteren Magenbereich einstellt.

AKUPRESSURPUNKTE

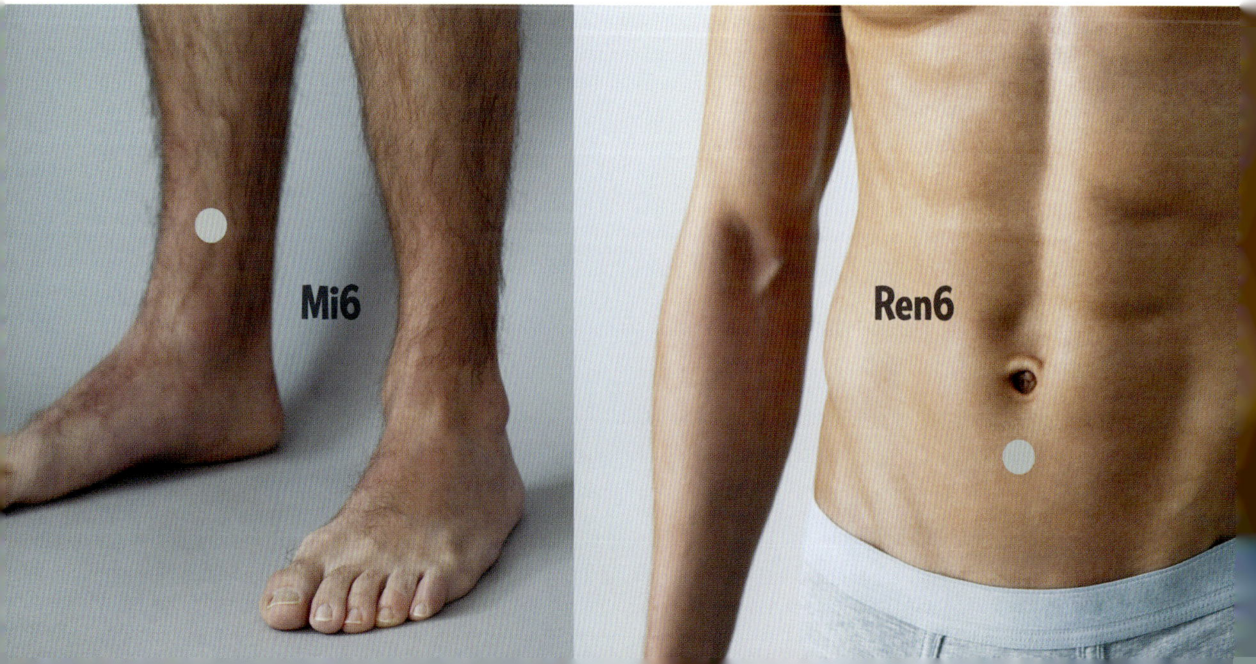

Mi6

Ren6

EXTRA TIPPS

- Die Einnahme von **L-Arginin** (einer proteinogenen Aminosäure) erhöht die sexuelle Leistungsfähigkeit, da dadurch das Anschwellen des Glieds gefördert wird. Dosis: täglich 2 bis 5 g. Vorsicht: nicht geeignet für Menschen mit einer Herzerkrankung.

- In einer kleinen Braunglasflasche mit Pipette 6 ml **Aprikosenkernöl** mit 75 Tropfen **Siamholzöl** und zwölf Tropfen **Bergamottminzeöl** (beide ätherisch) vermischen. 21 Tage lang morgens und abends zehn Tropfen auf den unteren Magen- und Rückenbereich geben.

VARIANTE

Sie können auch den unteren Magen- und Lendenbereich erwärmen, um den ganzen Körper zu stimulieren. Diese Region steht in direkter Verbindung mit der Energie des Körper-Yang. Eine sehr wirksame Methode zur Wiederherstellung der allgemeinen Vitalität nach einer Krankheit oder als präventive Maßnahme.

IN DER TRADITIONELLEN CHINESISCHEN MEDIZIN

Die Erektion ist nichts anderes als die Füllung des Schwellkörpers des Penis mit Blut. In welchem Ausmaß dies gelingt, hängt davon ab, wie frei Qi und Blut fließen können. Ein Überfluss an Leber-Qi trägt zur Weitung des Penis bei. Erektionsstörungen sind das Ergebnis einer Abnahme des Leber-Yang: Der Leber-Meridian steht in Verbindung mit den äußeren Genitalien. Eine Schwächung des Leber-Yang geht mit einem Überfluss an Yin einher und somit an innerer Kälte-Feuchtigkeit. Ist die Leber-Energie blockiert, werden die Stärkung von Yang und die Verteilung von Qi erschwert. Die Folge: eine Störung der Erektionsfähigkeit, da der Penis weder stimuliert noch erhitzt wird. Die Leber regelt Stress und Emotionen. Sie schätzt es, wenn alles im Fluss ist, toleriert aber keine Frustration. Gefühlsblockaden können ebenfalls zur Dysfunktion der Genitalien führen.

Ma36

Schmerzhafte Periode

Behandlungsdauer:
15 MINUTEN

Schmerzen können vor, während und nach der Periode entstehen. Manchmal treten sie im Unterleib oder Kreuzbeinbereich auf und strahlen bis in die unteren Extremitäten aus. Schlimmstenfalls gehen sie mit Übelkeit, Erbrechen und gar Bewusstlosigkeit einher.

METHODE

Mehrmals täglich mit dem Daumen drei Minuten lang mäßigen Druck auf jeden Punkt ausüben. Danach auf der anderen Seite wiederholen. Diese Maßnahme kann präventiv (zwei bis drei Tage vor der Periode), aber auch während der Periode angewandt werden.

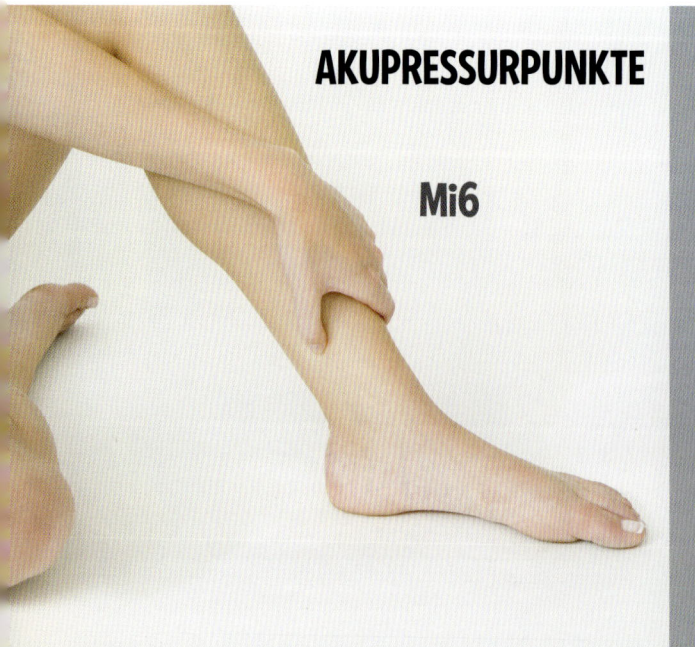

AKUPRESSURPUNKTE

Mi6

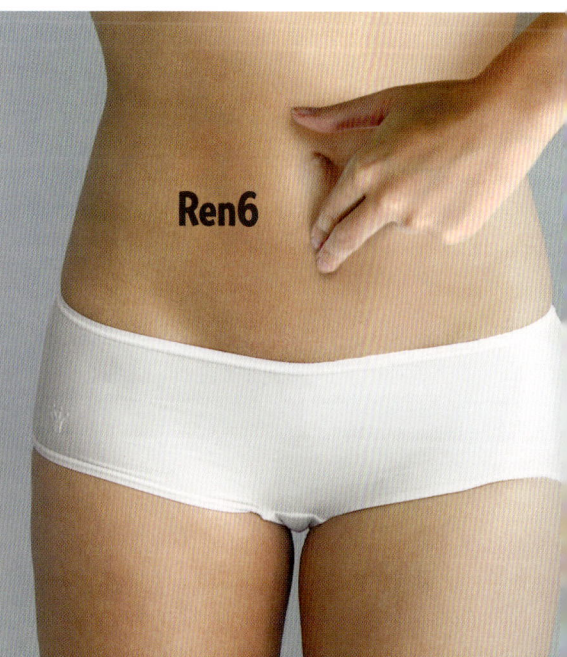

Ren6

VARIANTE

Ergänzend lässt sich der Unterleib
auch mit einem heißen Moxa-Stift
behandeln, bis die Haut rot wird.
Oder legen Sie eine heiße Wärm-
flasche auf die schmerzende Stelle.

✚ EXTRA TIPP

In einer kleinen Braunglasflasche
50 Tropfen **Estragonöl** mit
50 Tropfen **Römischem Kamillenöl**,
25 Tropfen **Ylang-Ylang-Öl** und
25 Tropfen **Salbeiöl** (alle ätherisch)
vermischen. In der akuten Phase
fünfmal täglich fünf Tropfen davon
auf den Unterleib geben – oder
zweimal täglich als Präventivmaßnahme zwei Tage vor der Periode.

IN DER TRADITIONELLEN CHINESISCHEN MEDIZIN

Normalerweise sollte die Periode
schmerzfrei verlaufen – vorausgesetzt, Durchblutung und Blut-
zirkulation sind in Ordnung. Ob
Letzteres der Fall ist, hängt
davon ab, ob das Leber-Qi und
das Qi des Penetrationsgefäßes
(Chong Mai) – eines der acht
außerordentlichen Gefäße – frei
fließen können. Die Leber, das
Penetrationsgefäß und das
Konzeptionsgefäß (Ren Mai)
regeln die Physiologie der
Menstruation. In den Tagen vor
der Periode wird das Yang stärker
und das Leber-Qi zirkuliert zur
Vorbereitung der Blutbewegung
während der Periode. Wenn das
Leber-Qi stagniert, kommt es
zu Schmerzen vor der Periode,
bei einer Stagnation des Leber-
Bluts zu Schmerzen während
der Periode. Stagnation ist die
häufigste pathologische Ursache
für eine schmerzhafte Periode,
aber auch psychische Spannungen können Auslöser sein (neben
Kälte und innerer Feuchtigkeit):
Wut und Frustration führen zur
Leber-Blockade, was die Zirkulation des Leber-Qi verlangsamt
und das Blut in der Gebärmutter
stagnieren lässt. Die Folge:
Schmerzen.

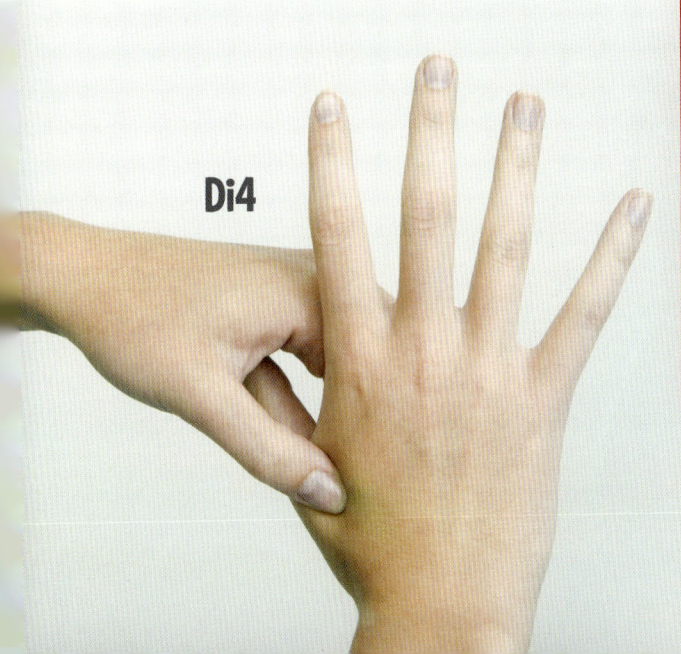

Di4

Harnwegsprobleme

 Behandlungsdauer:
9 MINUTEN

Dazu zählen alle Leiden, die in der chinesischen Fachsprache „Lin" genannt werden, wie Pollakisurie (häufiges Urinieren in kleinen Mengen) und Dysurie (schmerzhafte Blasenentleerung).

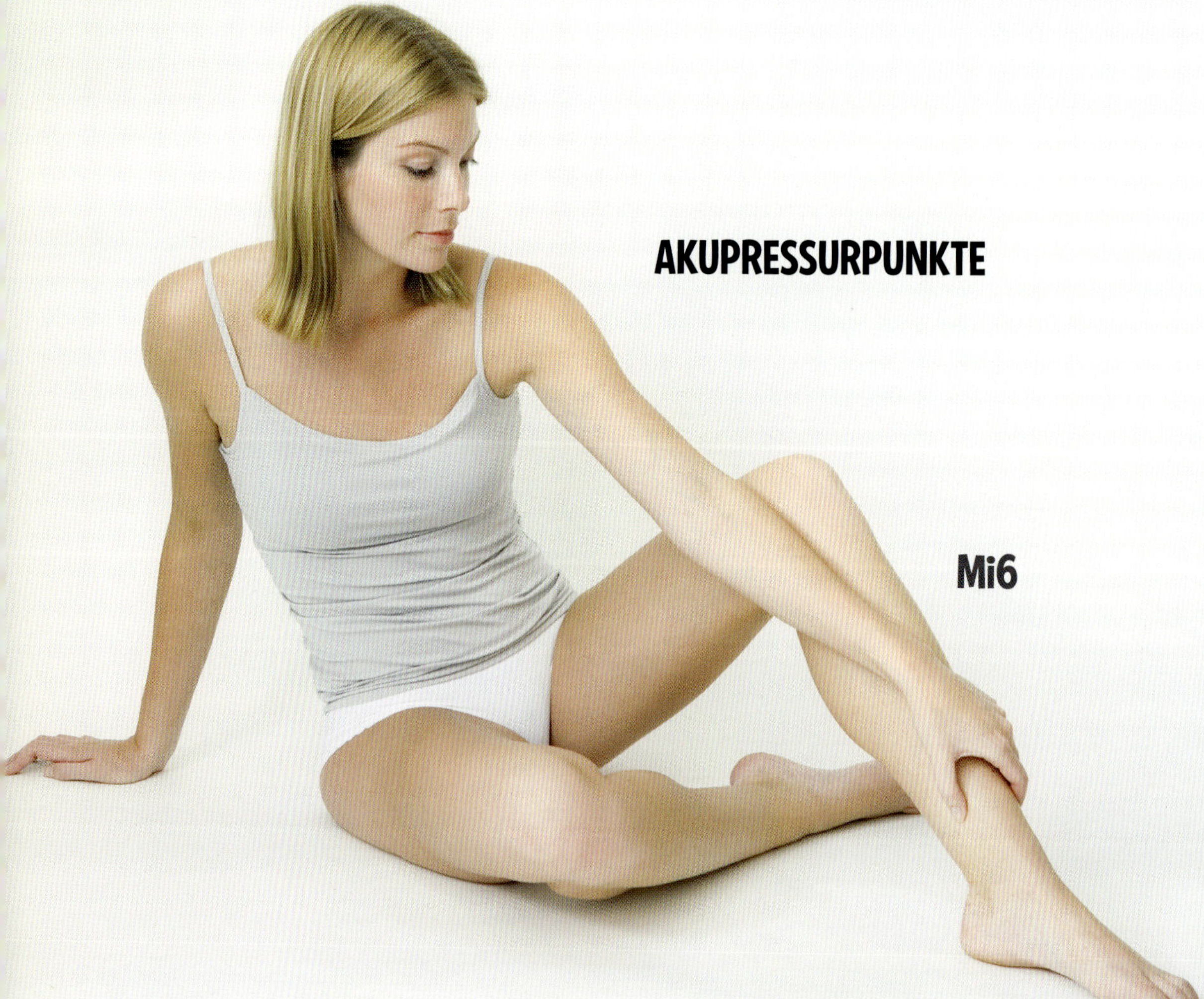

AKUPRESSURPUNKTE

Mi6

IN DER TRADITIONELLEN CHINESISCHEN MEDIZIN

Unausgewogene Ernährung (viel fette, süße und/oder frittierte Produkte, übermäßiger Alkoholkonsum) lässt die Feuchtigkeit-Hitze im Körper ansteigen. Der Urin wird konzentriert und Nierensteine entstehen, die die Niere und die Blase bzw. den Harnleiter schädigen. Wut und Frustration lösen eine Blockade des Leber-Qi aus, das im Unterleib in Feuer transformiert wird und die Blasenfunktion schädigt und somit zu Dysurie führt. Exzessives Sexualverhalten oder seelischer bzw. körperlicher Stress bedingen eine Verminderung des Leber-Qi oder den Kollaps des Milz-Qi. Die Folge: Dysurie, ausgelöst durch Erschöpfung.

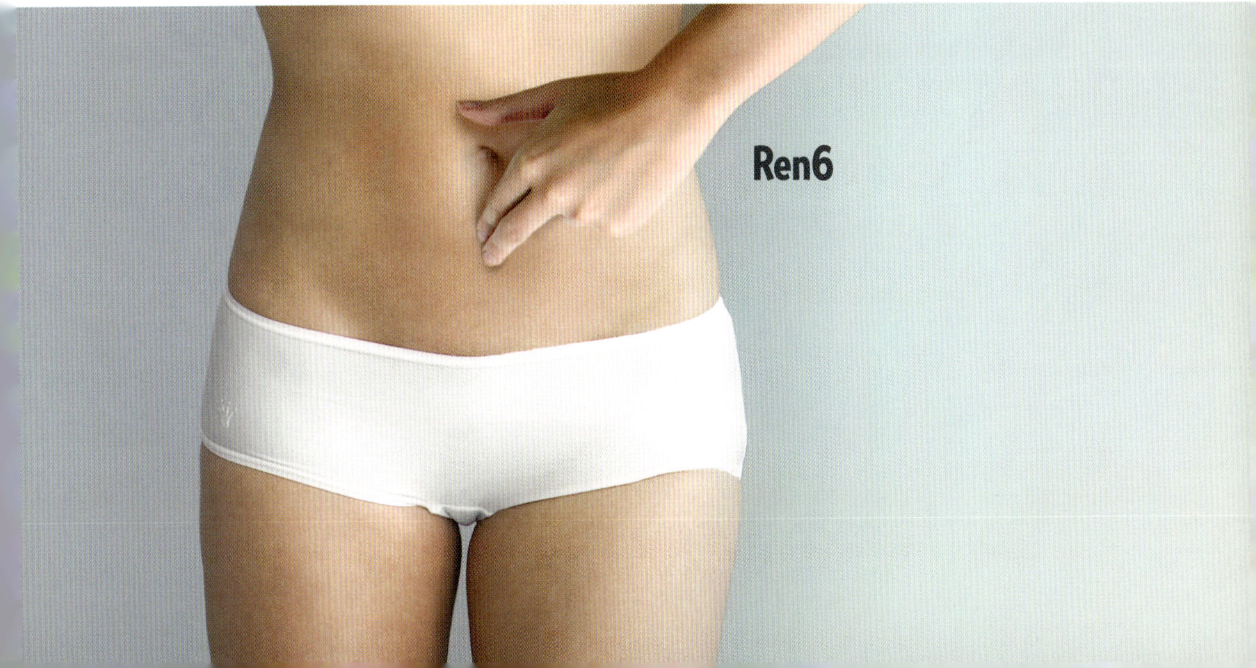

METHODE

Mit dem Daumen drei Minuten lang mäßigen Druck auf jeden Punkt ausüben. Danach auf der anderen Seite wiederholen.

EXTRA TIPP

Akupressur kann zur Linderung von Harnwegsproblemen beitragen – zumindest bis zum Besuch beim Arzt, der die Ursache diagnostizieren und eine adäquate Behandlung beginnen kann.

Ren6

Epilepsie

 Behandlungsdauer:
3 MINUTEN

Epilepsie ist eine chronische, von wiederkehrenden Krampf-
anfällen geprägte Krankheit, deren Ursache in aggressiven
elektrischen Entladungen in Nervenzellen im Gehirn liegt. Die
Symptome: Zuckungen der Extremitäten, schrilles Geschrei,
Verdrehen der Augen und schäumender Speichel.

METHODE
Mit dem Zeigefinger drei Minuten lang mäßigen Druck auf den
Punkt der betreffenden Person ausüben. Oder Sie verwenden
die Spitze eines Kugelschreibers, das ist noch wirksamer.

 ## EXTRA TIPP
Probieren Sie Akupunktur als ergänzende Maßnahme.

IN DER TRADITIONELLEN
CHINESISCHEN MEDIZIN

Angstzustände können den freien Fluss von Qi behindern
und eine Erschöpfung der Niere und Leber und damit inneren
Wind zur Folge haben. Eine unausgewogene Ernährung
(rohe, kalte, frittierte, scharfe und fette Produkte) schädigt
Milz und Magen. Sind die Verdauungsfunktionen einmal
geschwächt, wird Feuchtigkeit in Phlegma umgewandelt und
das Shen blockiert. Letzteres geht mit einer Stärkung des Qi
einher und löst die epileptischen Anfälle aus.

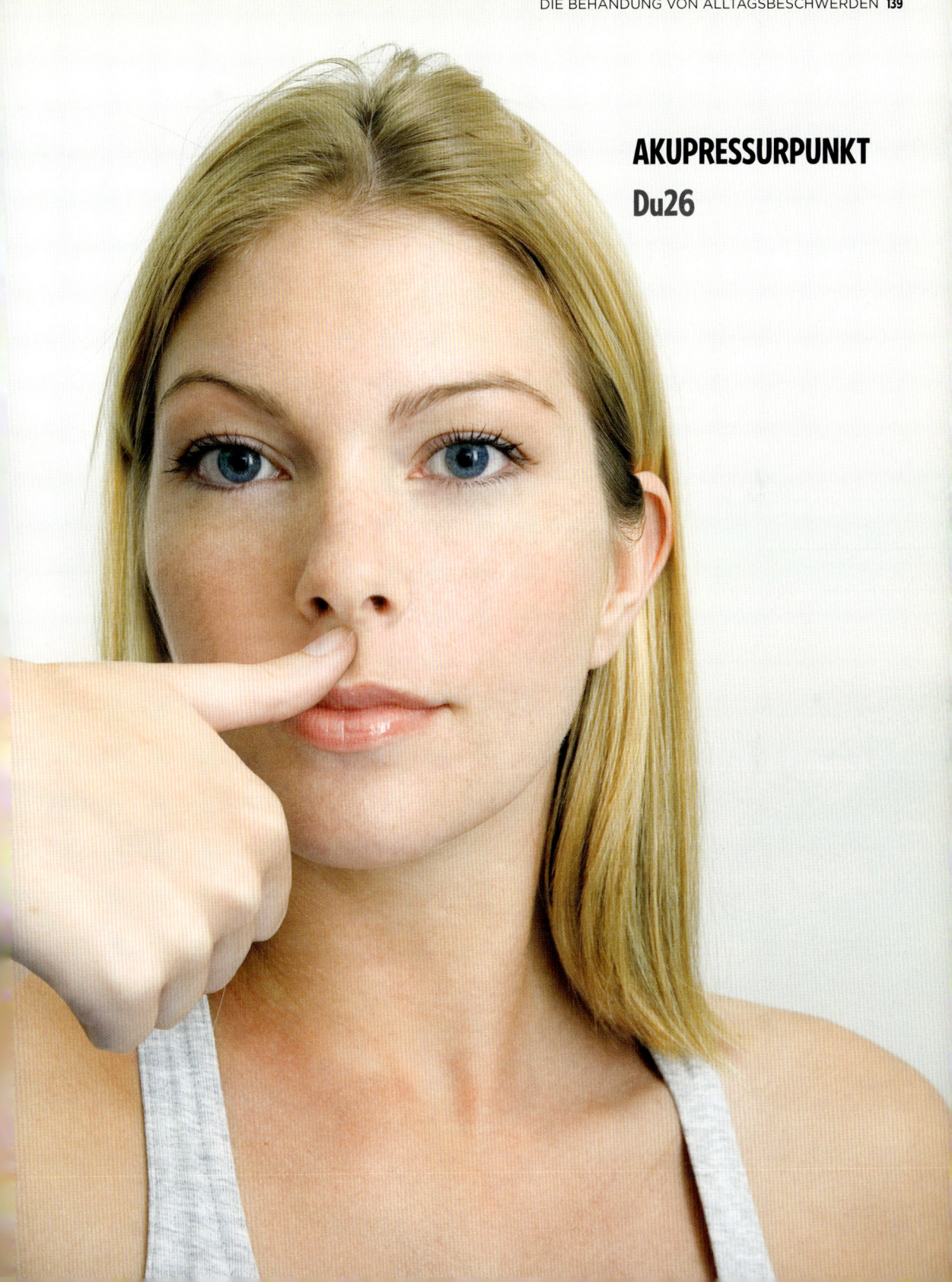

**AKUPRESSURPUNKT
Du26**

Fatigue

 Behandlungsdauer:
10 MINUTEN

Das Fatigue- oder Erschöpfungssyndrom ist ein durch
körperlichen und/oder geistigen Stress ausgelöster
Zustand, der zu verminderter physischer bzw. kognitiver
Leistungsfähigkeit führt. Physiologische Fatigue ist
heilbar – und zwar durch Ruhe.

METHODE

Mit dem Daumen zwei Minuten lang mäßigen Druck auf jeden
Punkt ausüben. Danach auf der anderen Seite wiederholen.

AKUPRESSURPUNKTE

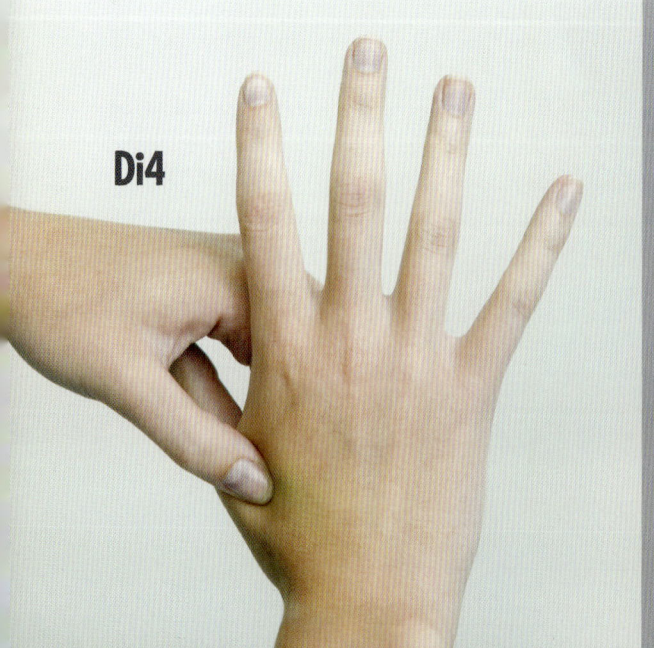

Di4

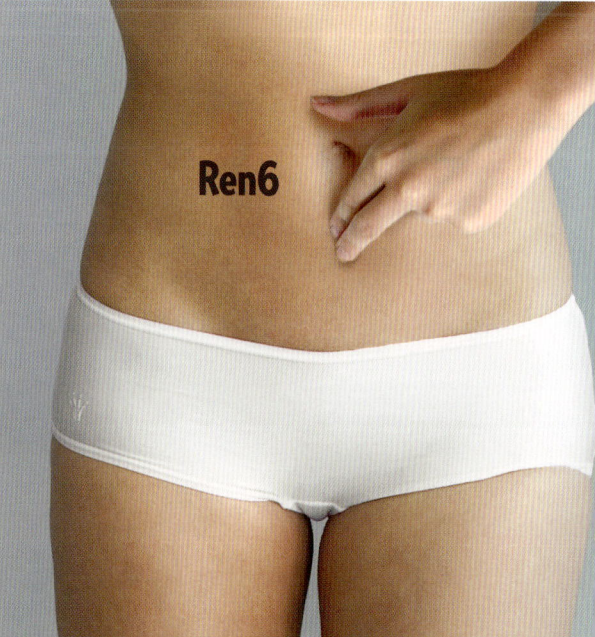

Ren6

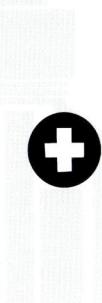

⊕ EXTRA TIPPS

- Drei Wochen lang morgens und abends zwei bis vier Tropfen **ätherisches Schwarzfichtenöl** auf die Nebennieren (die Vertiefungen in der Rückenmitte) geben. Vorsicht: nicht geeignet für Schwangere, Kinder und Menschen, die an hormonbedingtem Krebs leiden.

- In einer kleinen Braunglasflasche 190 Tropfen **Ravintsara-Öl**, 60 Tropfen **Thymianöl** (**Thujaol**), 40 Tropfen **indisches Zitronengrasöl**, 40 Tropfen **Salbeiöl** und 50 Tropfen **Teebaumöl** (alle ätherisch) vermischen. Fünf Tage lang morgens, mittags und abends 15 Tropfen davon auf den Rücken geben. Nach zehn Tagen wiederholen.

IN DER TRADITIONELLEN CHINESISCHEN MEDIZIN

Die Lunge ist der Meister der Energie. Sie regelt das Qi, die Grundsubstanz, die uns hilft, unsere Lebensaufgaben zu bewältigen. Sie herrscht über die Energie des ganzen Körpers und die Energie der Atmung. Die Milz und der Magen sind die ursprüngliche Quelle unserer Antriebsenergie und sorgen dafür, dass Energie und Blut im Körper produziert werden. Fatigue ist einem Ungleichgewicht in Milz und Lunge zuzuschreiben, jenen Organen, die im Falle eines Erschöpfungsyndroms behandelt werden sollten: die Milz wegen Yang-Leere, die Lunge wegen Yin-Leere. Beide können zur Yang- oder Yin-Leere der Niere führen, während die Yang-Leere zur Yin-Leere führen kann – und umgekehrt.

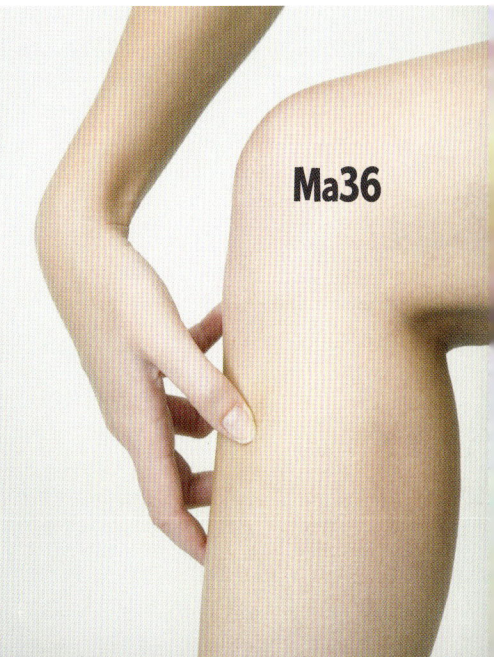

Ma36

Gedächtnisprobleme

 Behandlungsdauer:
12 MINUTEN

Gedächtnisprobleme haben unterschiedliche Ursachen, etwa Depression, Demenz, Alzheimer oder andere neuro-degenerative Erkrankungen, Nebenwirkungen von Medikamenten, Schlaganfall, Angstzustände, Stress oder Alter. Alkohol- und Drogenmissbrauch führen ebenfalls zu irreparablen Schäden der Nervenzellen und tragen zum frühzeitigen Leistungsrückgang von Gehirn und Gedächtnis bei.

METHODE

Mit dem Zeigefinger zwei Minuten lang mäßigen Druck auf jeden Punkt ausüben. Danach auf der anderen Seite wiederholen.

AKUPRESSURPUNKTE

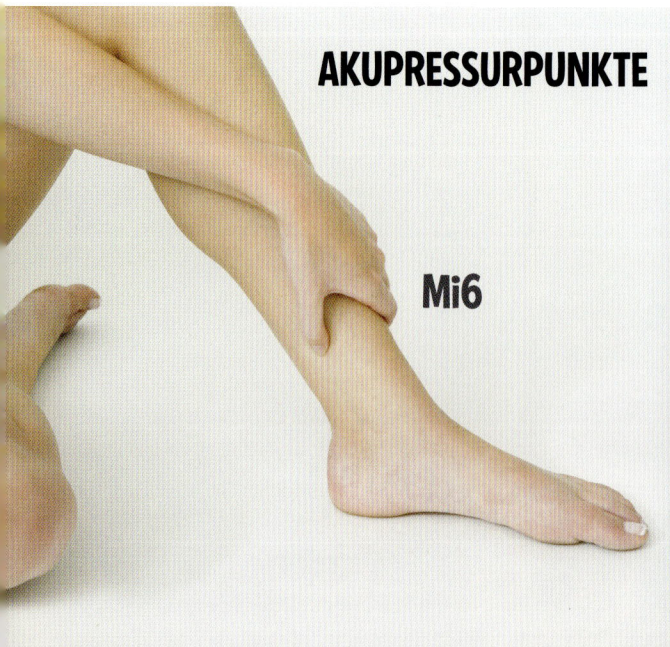

Mi6

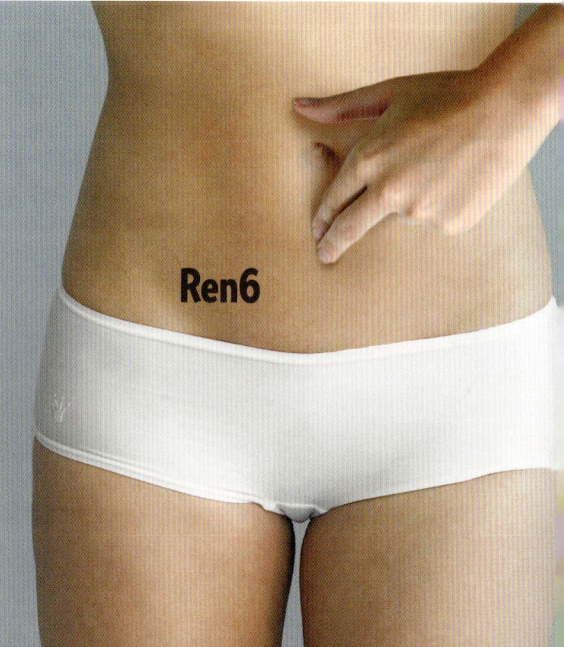

Ren6

EXTRA TIPPS

- Eine gesunde Ernährung mit vielen essenziellen Aminosäuren, Omega-3-Fettsäuren, Mineralstoffen und Vitaminen ist wichtig. Darüber hinaus sind gute Fette wie etwa jene in fettreichem Fisch, ölhaltigem Obst oder Leinöl und Rapsöl gut für das Gehirn. Der Verzehr von nativem Bio-Kokosöl, Avocado-Öl und Olivenöl hat ebenfalls einen positiven Gesundheitseffekt.

- Meiden Sie Gluten, da es schwerverdaulich ist und Entzündungen, sogar der Nervenzellen, hervorrufen kann.

- Mehrmals täglich ein bis zwei Tropfen **ätherisches Rosenöl** auf die Handgelenke geben und fünfmal hintereinander tief inhalieren.

IN DER TRADITIONELLEN CHINESISCHEN MEDIZIN

Das Gehirn ist das Meer des Rücken- und Knochenmarks, der Inbegriff der Nierenenergie und Sitz aller Aktivitäten des menschlichen Körpers. Es gibt einen Zusammenhang zwischen Niere und Gehirn: Eine Schwächung der Niere führt unmittelbar zur Schwächung des Gehirns und somit auch zur Schwächung des Gedächtnisses. Mit fortschreitendem Alter stagniert die Produktion der Nierenessenz und somit auch die Energieproduktion, da der Verdauungsapparat allmählich nachlässt. Dies alles in Kombination mit geistigem und körperlichem Bewegungsmangel führt zur Unterversorgung des Gehirns und so zu dessen Funktionsrückgang.

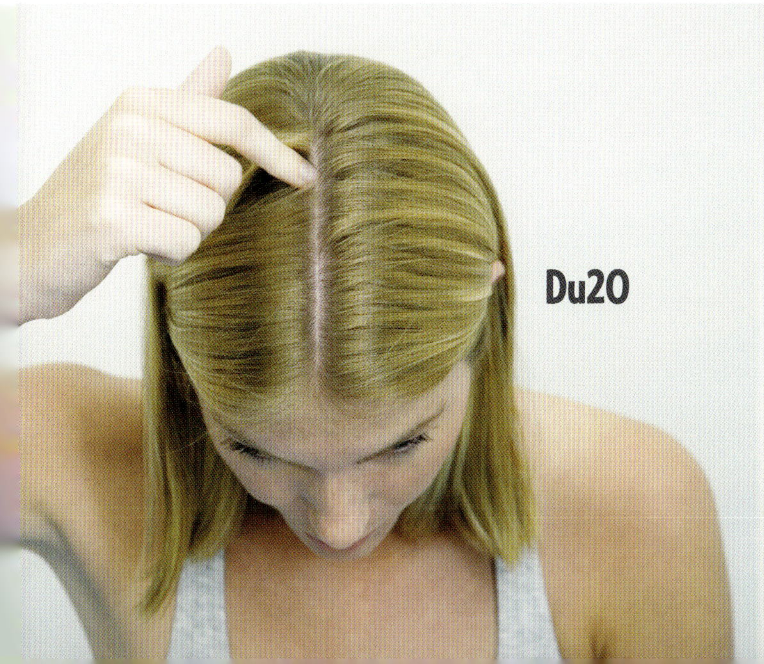

Du20

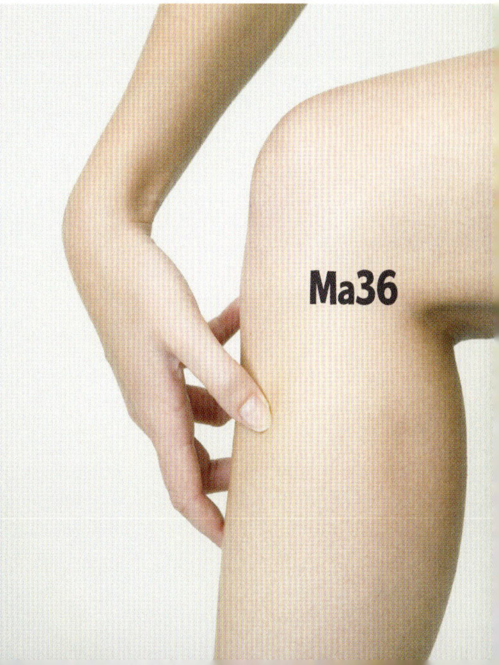

Ma36

Herzklopfen/-rasen

🕐 Behandlungsdauer:
8 MINUTEN

Als Herzklopfen bezeichnet man es, wenn
das Herz schneller oder unregelmäßiger
als normal schlägt. Ausgelöst wird dies
beispielsweise durch Überanstrengung,
starke Emotionen oder Angstzustände,
es kann aber auch auf ein Problem mit
der Herzfrequenz hinweisen. In solchen
Fällen geht es oft mit Schlafstörungen,
Gedächtnisproblemen, Tinnitus und
Schwindel einher.

METHODE
Mit dem Daumen zwei Minuten lang
mäßigen Druck auf jeden Punkt
ausüben. Danach auf der anderen
Seite wiederholen.

AKUPRESSURPUNKTE

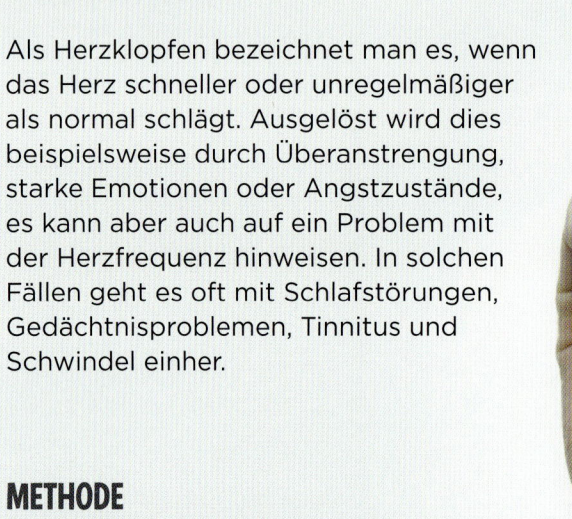

Pe6

EXTRA TIPP

In einer kleinen Braunglasflasche mit Pipette 15 ml **Aprikosenkernöl** mit 50 Tropfen **Römischem Kamillenöl**, je 25 Tropfen **Ylang-Ylang-Öl**, **Lavendelöl** und **Zitronenstrauchöl** sowie 20 Tropfen **Majoranöl** und zwölf Tropfen **Alantöl** (alle ätherisch) vermischen. Mehrmals täglich vier bis sechs Tropfen davon auf den Solarplexus geben und massieren.

IN DER TRADITIONELLEN CHINESISCHEN MEDIZIN

Herzklopfen kann sehr unterschiedliche Ursachen haben, wie etwa eine langwierige Krankheit, übermäßiges Grübeln oder starken Blutverlust. Diese Erscheinungen sind sehr schädlich für Herz und Milz und führen zu Qi- und Blut-Leere und somit zur Unterversorgung des Herzens. Das Shen ist gestört und löst Herzklopfen aus. Eine weitere Ursache: übermäßiges emotionales Feuer. Es entsteht eine Yin-Leere der Niere und eine Störung des Gleichgewichts zwischen dem Wasser der Niere und dem Feuer des Herzens, was wiederum das Shen stört. Dauerhaftes Herzklopfen oder eine Herzerkrankung blockieren die Blutgefäße des Herzens und führen zur Stagnation von Qi und Blut. Die innere Anhäufung von Phlegma, die von einer Herz-Yang-Leere oder einer Leere von Milz und Niere herrührt, stört Herz und Shen und löst Herzklopfen aus.

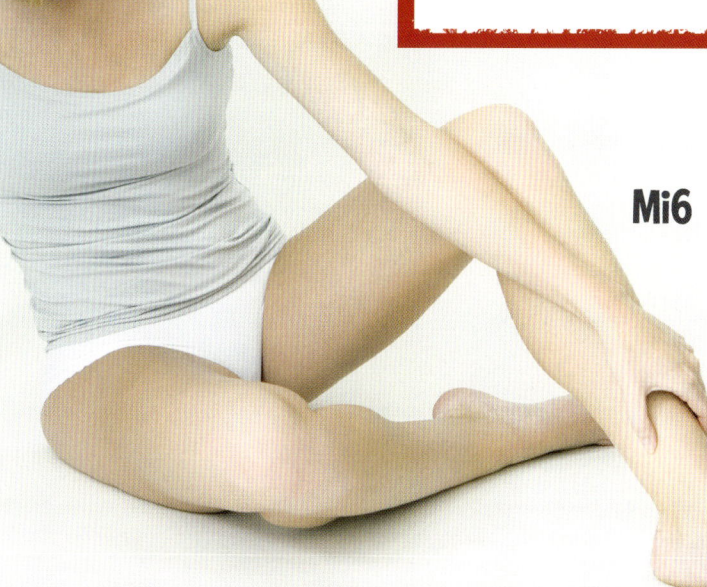

Mi6

Bewusstlosigkeit (Wiederbelebung)

 Behandlungsdauer:
VARIABEL

Bewusstlosigkeit kann die Folge eines plötzlichen Blutdruckabfalls, Schlaganfalls, Hitzeschlags, von Krämpfen, einem epileptischen Anfall, Koma, Hysterie- oder Panikattacken oder emotionalem Schock sein. Die Person erleidet einen plötzlichen Blackout, das Gesicht wird blass, die Gliedmaßen kalt. Weitere Ursachen: starke Emotionen, Angst und eine schwache Konstitution zusammen mit chronischer Erschöpfung.

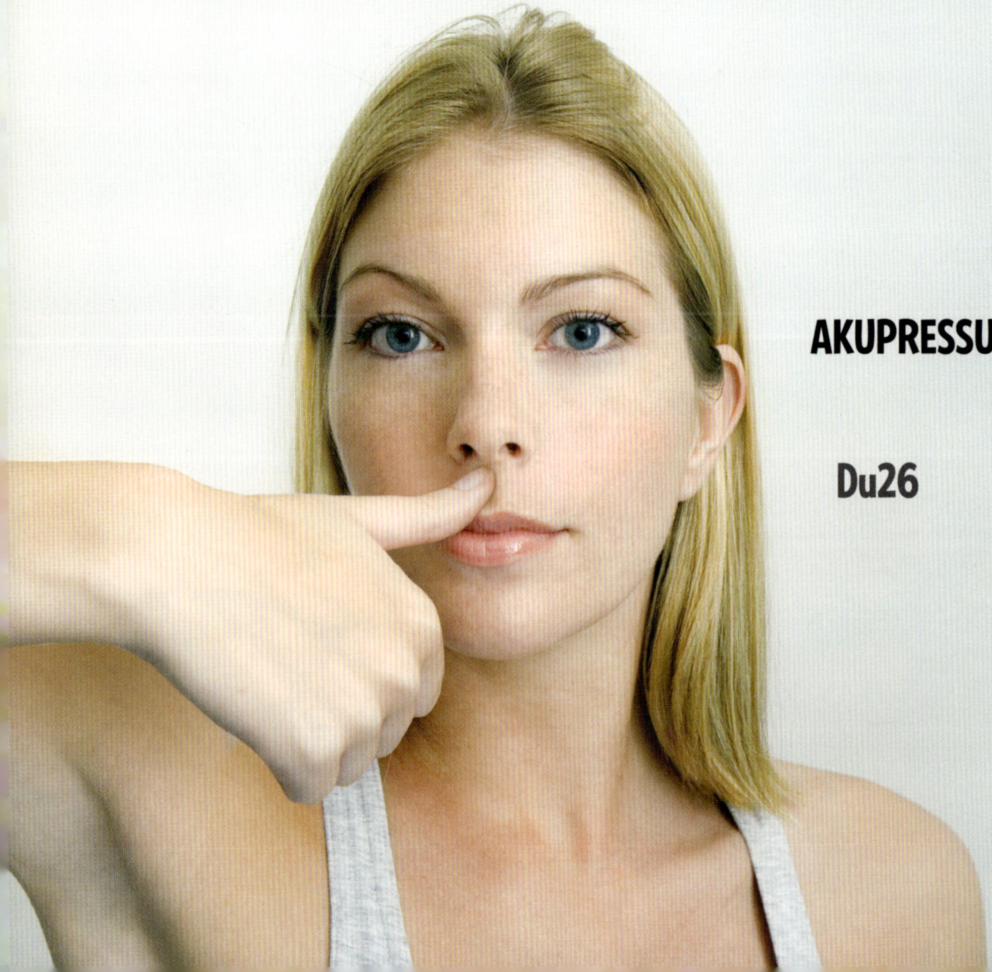

AKUPRESSURPUNKTE

Du26

METHODE

- Mit dem Zeigefinger zwei Minu-ten lang starken Druck auf Punkt **Du26** ausüben. Oder verwenden Sie die Spitze eines Kugelschreibers, das ist noch wirksamer. Die Behandlung so lange fortsetzen, bis die Person wieder bei Bewusstsein ist oder der Notarzt eingetroffen ist.

- Bis professionelle Hilfe vor Ort ist, können Sie alternativ auch Punkt **Ren6** mit einem heißen Moxa-Stift erhitzen. So stellen Sie das Yang-Qi und Yang-Shen wieder her und somit auch das Bewusstsein.

IN DER TRADITIONELLEN CHINESISCHEN MEDIZIN

Bewusstlosigkeit hat meistens zwei Grundursachen: Leere oder Fülle. Leere wird extremer Erschöpfung oder extremen Gefühlszuständen (Trauer, Schrecken) zugeschrieben und führt zu einer Störung des Shen, die ihrerseits einen Kollaps von Qi einleitet. Reines Yang wird nicht mehr freigesetzt und Bewusstlosigkeit ist die Folge. Eine Blutung führt zum Verlust von Qi, und während die Flüssigkeit abfließt, verschwindet auch das Qi. Da das Blut die Geisteskräfte und den Sitz des Shen unterstützt, ist Bewusstlosigkeit unaus-weichlich. Im Falle von Fülle blockiert Wut die Brust. Der Pfad des Qi greift den Kopf an und führt zur Bewusstlosigkeit. Über-mäßiges Yang lässt Qi und Blut ansteigen; die Sinnesöffnungen werden gestört und Bewusstlosigkeit ist die Folge.

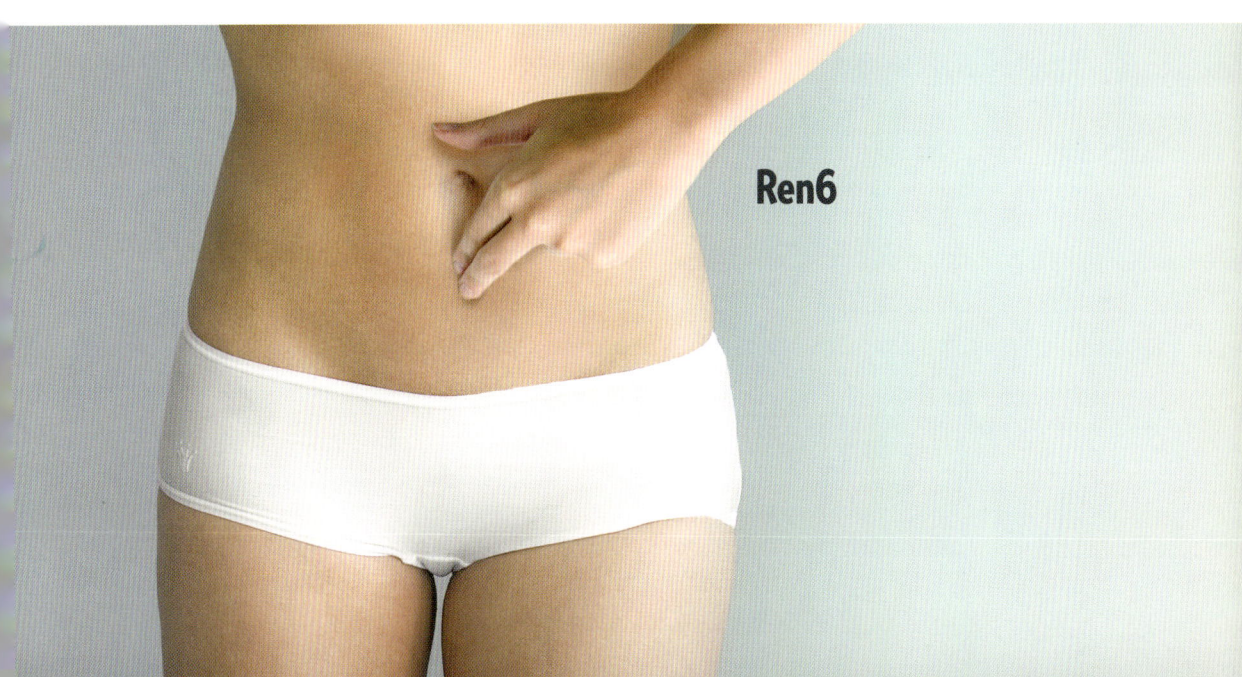

Ren6

Ängste und Phobien

 Behandlungsdauer:
8 MINUTEN

Ängste sind nicht unterdrückbare, furchtauslösende Schreck-
zustände und Sorgen, die in Panik umschlagen können, während
Phobien in erster Linie durch Situationen, Gegenstände, Orte
oder Tiere ausgelöst werden, von denen nicht per se eine
Gefahr ausgeht. Ohne diese Auslöser gäbe es die Phobie
nicht. Daher entwickeln betroffene Personen Verhaltensweisen
wie Vermeidung und Absicherung, um die Phobie nicht
aufkommen zu lassen und Situationen (besser) zu meistern.

METHODE
Mit dem Daumen zwei Minuten lang mäßigen Druck
auf jeden Punkt ausüben. Danach auf der anderen
Seite wiederholen.

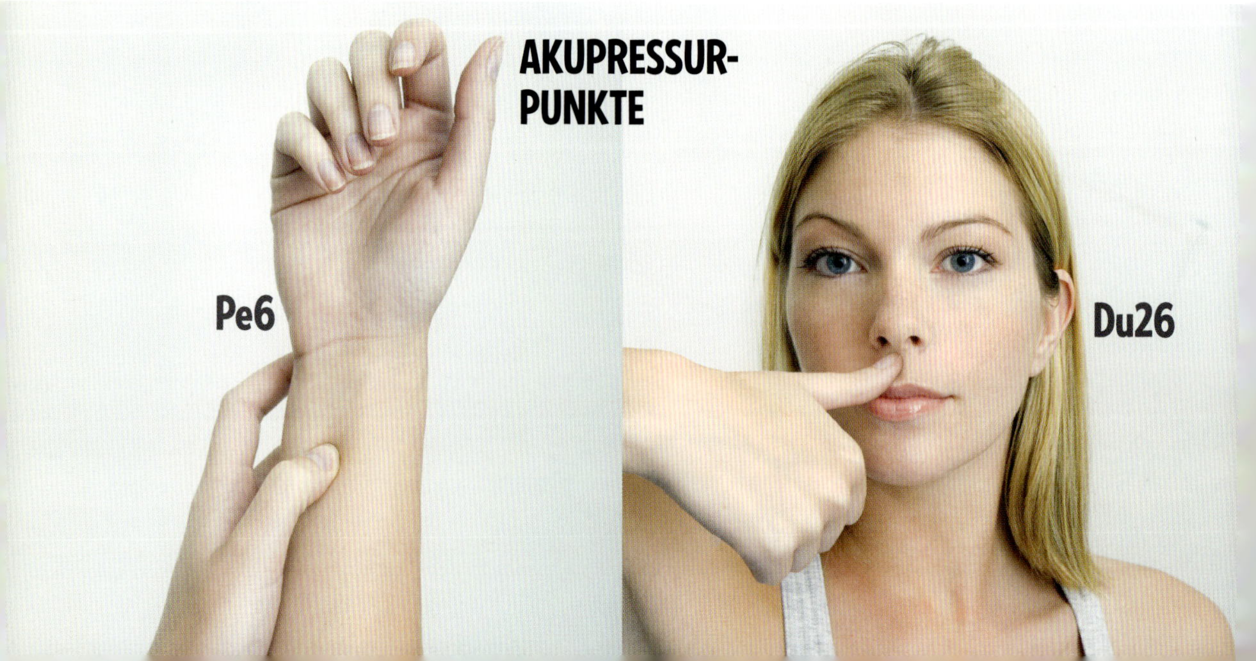

**AKUPRESSUR-
PUNKTE**

Pe6

Du26

IM AKUTEN NOTFALL

In einem Notfall mit dem Daumen zwei Minuten starken Druck auf Punkt **Du26** ausüben. Alternative: Die Spitze eines Kugelschreibers verwenden, das ist noch wirksamer. Die Schmerzen können Tränen auslösen – ein gutes Zeichen.

EXTRA TIPP

In einer kleinen Braunglasflasche mit Pipette 7,5 ml **Aprikosenkernöl** mit 50 Tropfen **Angelikawurzelöl**, 50 Tropfen **Zedernholzöl** und zwölf Tropfen **Katrafayöl** (alle ätherisch) vermischen. Fünf bis zehn Tropfen davon auf den Solarplexus oder die Fußsohlen geben und massieren. Alternativ können Sie auch fünfmal nacheinander einige Tropfen auf die Handgelenke träufeln und tief inhalieren. Achtung: Diese Mischung ist tabu für schwangere oder stillende Frauen und für Kinder unter sechs Jahren. Vorsicht ist ebenfalls geboten bei Epilepsiepatienten. Nach der Behandlung sollte man direktes Sonnenlicht sechs bis acht Stunden lang meiden.

IN DER TRADITIONELLEN CHINESISCHEN MEDIZIN

In diese Kategorie fallen Angst, chronische Ängstlichkeit und Schreckhaftigkeit. Angst schwächt das Nieren-Qi, das die unteren Öffnungen kontrolliert, und führt zum Absteigen des Qi. Beispiele sind Bettnässen bei Kindern sowie Harninkontinenz oder Durchfall bei Erwachsenen nach einem heftigen Schrecken. Angstzustände und chronische Ängstlichkeit schwächen das Qi, je nach Zustand des Herzens. Ist das Herz stark, wird Angst das Qi dazu zwingen, abzusteigen. Ist das Herz schwach, wird das Qi erstarken und Zustände wie Herzklopfen, Schlafstörungen, trockenen Mund und Hals sowie Schwindel auslösen. Die Kommunikationsleitung zwischen Herz und Niere (Feuer-Wasser) bestimmt die emotionale Stabilität: Das Herz-Qi steigt zur Niere ab und das Nieren-Qi steigt zum Herzen auf. Wird die Leitung unterbrochen, wird chronische Ängstlichkeit das Aufsteigen des Nieren-Qi zum Herzen und das Absteigen des Herz-Qi zur Niere erschweren. Die Folge: Angst und Phobien.

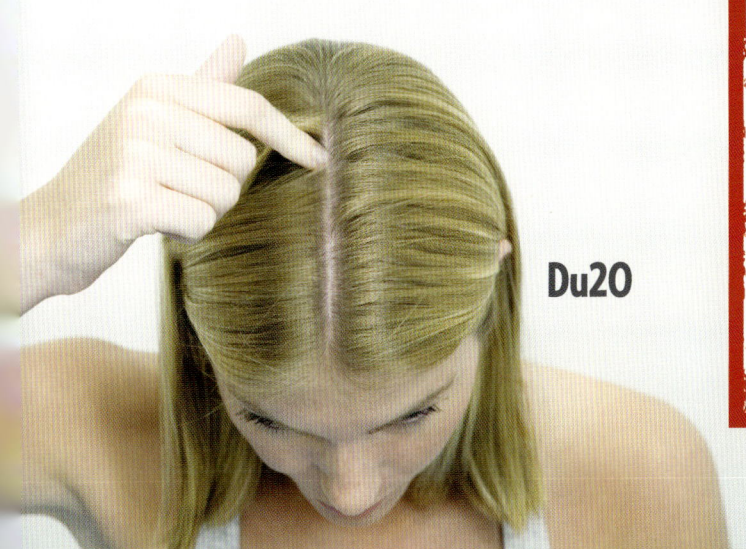

Du20

Beklemmung & Stress

 Behandlungsdauer:
12 MINUTEN

Beklemmung ist eine normale Reaktion des Körpers auf Stress, die ihm ermöglicht, gewisse Situationen zu meistern. Erst wenn sie zu einer psychischen Belastung wird, die von einer irrationalen Angst vor einer echten oder virtuellen Bedrohung herrührt, kann sie sich zu einem sehr lästigen Leiden entwickeln. Diese Art von Beklemmung geht mit typischen subjektiven wie objektiven körperlichen Reaktionen einher wie Anspannung, Zittern, Müdigkeit, trockenem Mund, Schwitzen, Herzrasen, Druck auf Brust oder Magen, Panikattacken, obsessiver Zwangsneurose, posttraumatischem Belastungssyndrom, Sozialphobie und anderen Phobien. Beklemmung ist behandelbar. Bei allgemeiner Beklemmung in Kombination mit depressiver Veranlagung wird eine Behandlung mit Antidepressiva empfohlen.

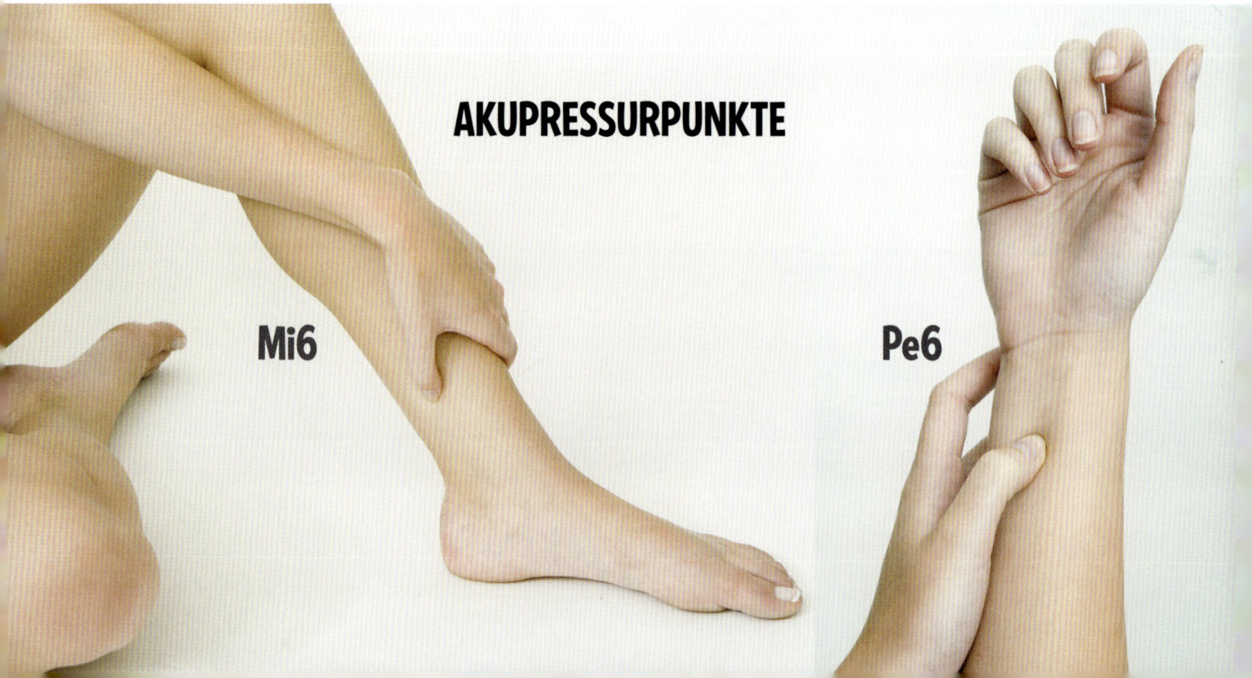

AKUPRESSURPUNKTE

Mi6

Pe6

METHODE

Mit dem Daumen zwei Minuten lang mäßigen Druck auf jeden Punkt ausüben, bis man einen Schmerz spürt. Danach auf der anderen Seite wiederholen.

IM AKUTEN NOTFALL

In einer akuten Stresssituation mit dem Fingernagel des Daumens oder der Spitze eines Kugelschreibers zwei Minuten lang starken Druck auf Punkt **Du26** ausüben – zur Stärkung des Bewusstseins und Beruhigung des Shen.

EXTRA TIPP

Magnesium hilft hervorragend gegen Stress. Auch Kakao sowie Paranüsse sind sehr wirksam. Vor der Einnahme von Nahrungsergänzungsmitteln unbedingt erst einen Arzt fragen.

IN DER TRADITIONELLEN CHINESISCHEN MEDIZIN

In der medizinischen Literatur Chinas gibt es keinen Begriff, der unseren Begriffen „Beklemmung" oder „Stress" entspricht. In traditionellen klinischen Fällen ist die Rede von „Furcht und Herzklopfen" (Jing Ji), „durch Panik ausgelöstes Herzklopfen" (Zheng Chong) oder „Agitation" (Zang Zao). Starke Emotionen lassen das Leber-Qi stagnieren und lösen Hitze aus, die Blut und Yin schädigt und zu Blut- und/oder Yin-Mangel führt.

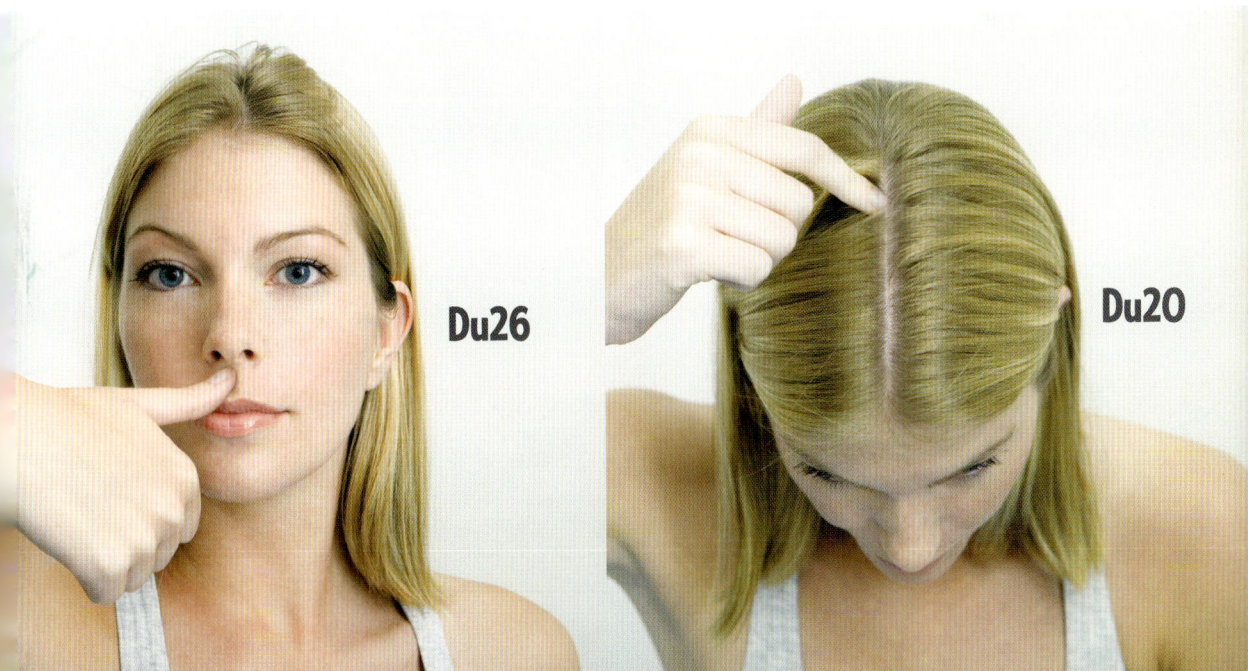

Du26

Du20

Schlafstörungen

 Behandlungsdauer:
12 MINUTEN

Schlafen ist wichtig für den Körper, da er diese Zeit zur Reparatur und zum Aufladen nutzt. Jedoch leiden viele Menschen an Schlafkrankheiten. Drei Formen von Schlafkrankheiten gibt es: Schlafstörung oder Schlaflosigkeit (ungenügend Schlaf), Schlafsucht (Hypersomnie, Schlafbedarf am Tag) und Parasomnie (abnormale Schlafunterbrechungen). Die Ursachen: Krankheit, Überkonsum von Stimulanzien sowie Stress und Beklemmung.

METHODE

Mit dem Daumen zwei Minuten lang mäßigen Druck auf jeden Punkt anwenden. Danach auf der anderen Seite wiederholen.

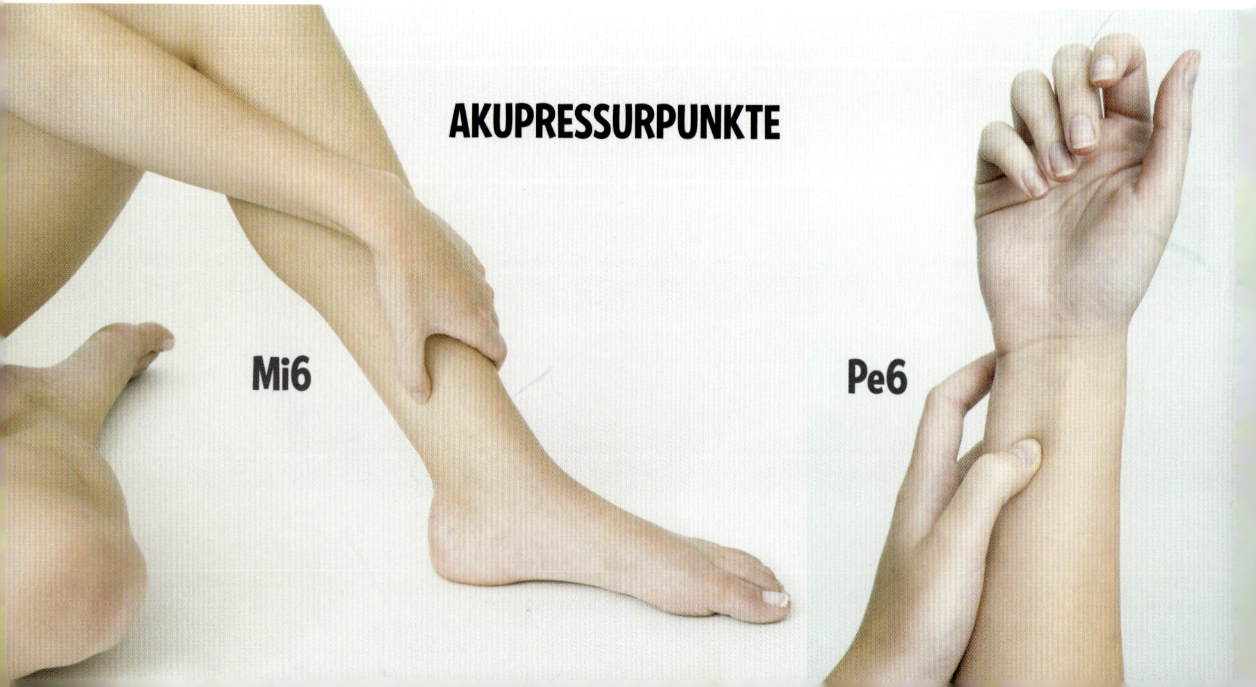

AKUPRESSURPUNKTE

Mi6

Pe6

✚ EXTRA TIPPS

- In einer kleinen Braunglas-flasche 15 ml **Aprikosenkernöl** mit sieben Tropfen **Neroliöl**, 25 Tropfen **Römischem Kamillenöl** und 75 Tropfen **Bitterorangenöl** (alle ätherisch) vermischen. Vor dem Schlafen-gehen drei bis fünf Tropfen davon auf die Fußsohlen, den Solarplexus und die Innen-seiten der Handgelenke geben und gut inhalieren.

- Nahrungsergänzungsmittel mit **Melatonin** ausprobieren.

IN DER TRADITIONELLEN CHINESISCHEN MEDIZIN

Beklemmung, Angst, übermäßiges Nach-denken und Grübeln sind schädlich für Herz und Milz. Das Shen verliert seine Stabilität infolge einer Störung des Yin-Herzblutes, während die Erschöpfung der Milz die Pro-duktion von Qi und Blut verlangsamt und schließlich zur Unterversorgung des Herzens führt. Niedergeschlagenheit entsteht auf-grund der Blockade des Leber-Qi, das in Feuer umgewandelt wird und ansteigt, um Shen zu stören, und Schlafstörungen verur-sacht. Ungesunde Ernährung stört die Milz-Magen-Verbindung und schafft Phlegma, das in Hitze transformiert wird. Die Hitze blockiert den auf- und absteigenden Fluss und führt zu einer Disharmonie in der Verdauung und zu Schlafkrankheiten. Angeborene Funktions-schwäche, exzessives Sexualverhalten oder sogar eine allgemeine Schwäche können dem Nieren-Yin schaden. Das Nieren-Wasser kann nicht mehr ansteigen, um das Herz-Feuer zu unterbinden, und so löst das Ungleich-gewicht zwischen Nieren-Wasser und Herz-Feuer diese Probleme aus.

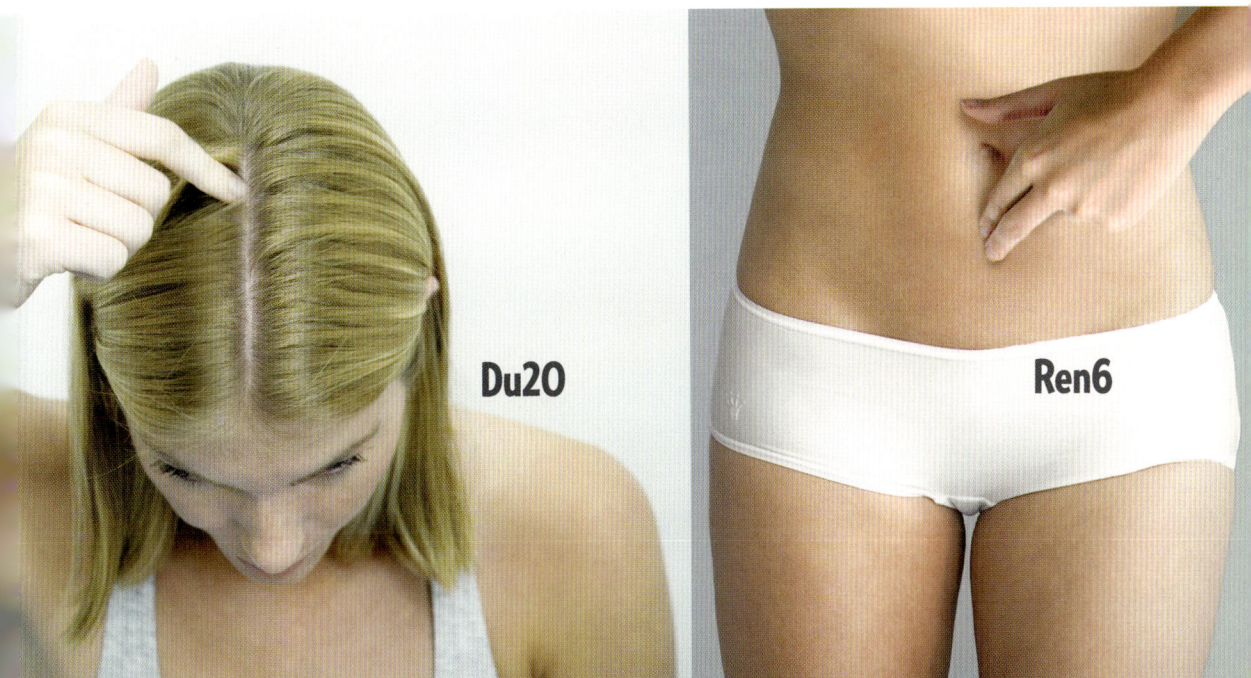

Du20

Ren6

Schwindel

 Behandlungsdauer:
10 MINUTEN

Schwindel ist eine unangenehme Empfindung von Körper-
bewegungen oder Bewegungen von Gegenständen um
uns herum. Meistens hört er auf, wenn man kurz die Augen
schließt, schlimmstenfalls aber führt er zu Stürzen und löst
Übelkeit, Erbrechen, Schwitzen und Bewusstlosigkeit aus.

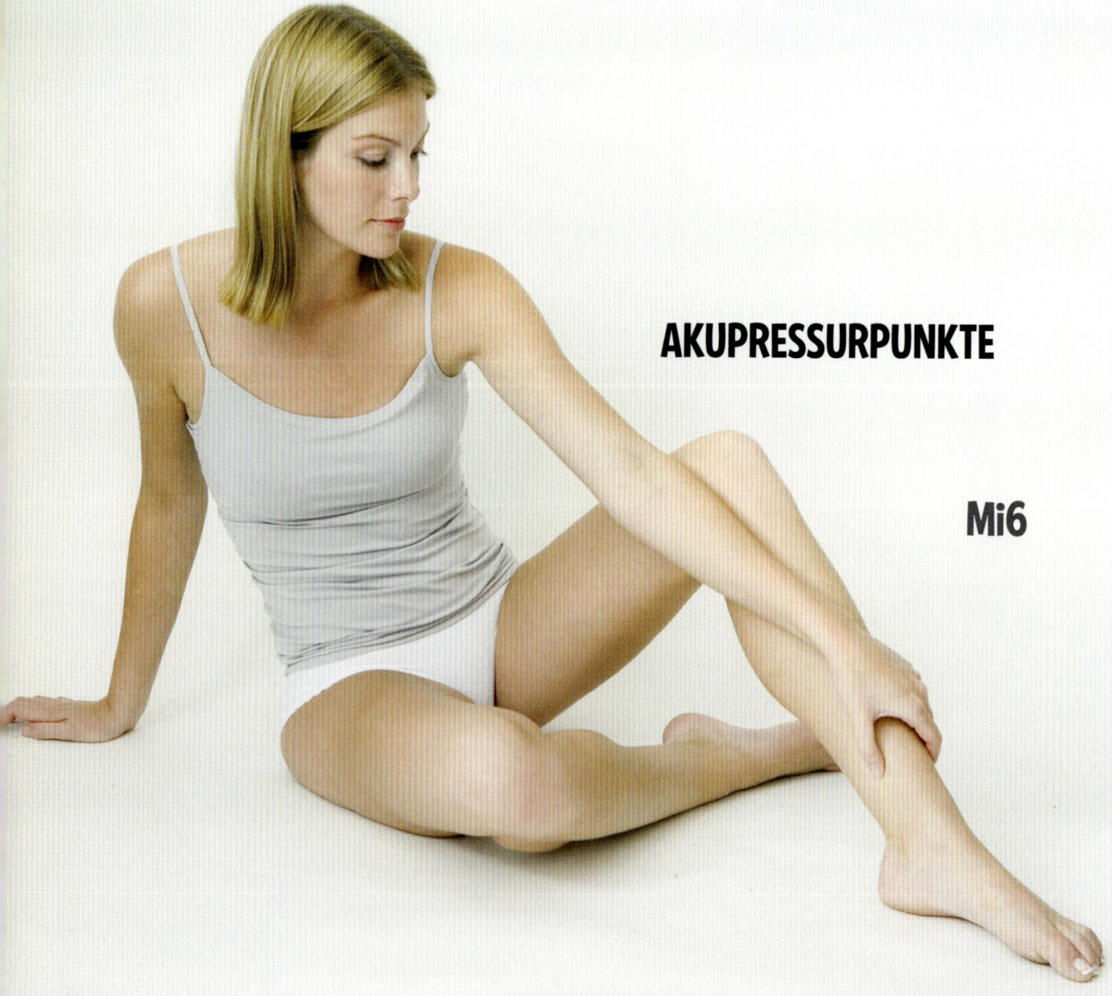

AKUPRESSURPUNKTE

Mi6

METHODE

Mit dem Daumen zwei Minuten lang mäßigen Druck auf jeden Punkt ausüben. Danach auf der anderen Seite wiederholen.

EXTRA TIPP

Alternativ wäre auch eine traditionelle Energietherapie, wie etwa Akupunktur oder Fußreflexzonenmassage, empfehlenswert.

VARIANTE

Punkt **Du20** fünf Minuten lang mit einem heißen Moxa-Stift erhitzen, vorausgesetzt, es gibt keine Anzeichen von Hitze (Fieber, Hitze oder errötete Haut) oder arterieller Hypertonie.

IN DER TRADITIONELLEN CHINESISCHEN MEDIZIN

Schwindel kann von einem übermäßigen Erstarken des Leber-Yang, Nierenessenzmangel, Qi- und Blutmangel, einer inneren Anhäufung von Feuchtigkeit und auch von einer Blockade der Meridiane aufgrund einer Stagnation oder Gerinnung des Blutes herrühren.

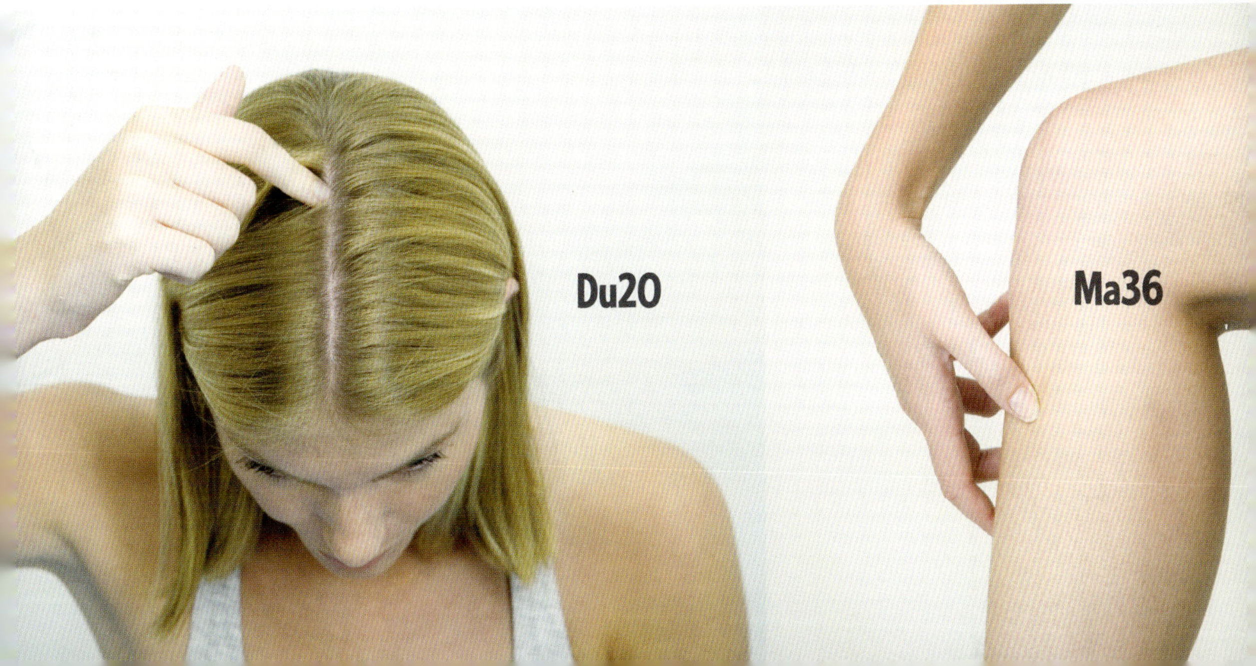

Du20

Ma36

Abwehrkräfte stärken

 Behandlungsdauer:
10 MINUTEN

Das Immunsystem hat die Aufgabe, Erreger daran zu hindern, in den Körper einzudringen und Angriffe auf die primären Sperranlagen der Körperabwehr abzuwehren. Das Immunsystem schützt uns vor Infektionen (von Bakterien, Viren o. Ä.), stellt unser inneres Gleichgewicht sicher und ermöglichst uns, zwischen dem „Eigenen" und dem „Nicht-Eigenen" zu unterscheiden und Eindringlinge zu vernichten. Wird das Gleichgewicht dieser Funktion gestört, sind Autoimmunerkrankungen die Folge. Die Wirksamkeit des Immunsystems wird von seiner Immunüberwachung-Funktion bestimmt.

METHODE

- Die Punkte etwa zehn Minuten (genügt meistens) mit einem heißen Moxa-Stift erhitzen, bis der Bereich rot wird.
- Alternativ können Sie auch Akupressur anwenden und die Punkte etwa drei Minuten mit dem Daumen behandeln, bis sie anfangen wehzutun. Danach auf der anderen Seite wiederholen.

MOXA-THERAPIE & ABWEHRKRÄFTE

Die Moxa-Therapie oder Moxibustion ist eine uralte Methode zur Steigerung der Lebensdauer. Sie verbessert die Immunfunktionen, indem sie dem Körper hilft, Erreger zu vernichten. Außerdem stärkt sie den Körper und ist somit lebensverlängernd. Als Präventivmaßnahme verleiht die Moxa-Therapie dem Zheng Qi („echte Kraft") und dem Körper neue Energie, beugt Krankheiten und Rückfällen vor und unterstützt den Körper dabei, sich auf die Jahreszeitenwechsel einzustellen. Regelmäßige Anwendung dieser Methode stärkt den Körper und fördert die Lebensdauer.

IN DER TRADITIONELLEN CHINESISCHEN MEDIZIN

Immunität ist mit dem Zustand vergleichbar, der als „echte Kraft" oder „echte Energie" (Zheng Qi) bezeichnet wird. Unser Körper ist wie ein Reich mit Grenzen. Um diese zu verteidigen, gibt es eine Armee – unser Zheng Qi. Ob Sie Herrscher Ihres Reiches bleiben (gesund) oder es Eindringlingen (Krankheiten) überlassen müssen, hängt davon ab, ob es einen Überschuss oder Mangel an Zheng Qi gibt: Ein Überschuss gewährleistet ein Maximum an Schutz des Körpers vor Krankheiten. Die Angreifer (Viren, Wind-Kälte-Feuchtigkeit-Trockenheit, Bakterien etc.) können nicht in den Körper eindringen. Werden die Körperfunktionen sowie das Gleichgewicht zwischen Yin und Yang und zwischen den Organen, dem Darm und dem Shen aufrechterhalten, hilft dies, die Abwehrkräfte des Zheng Qi zu stärken.

✚ EXTRA TIPP

Ergänzend zur Moxa-Therapie bieten sich traditionelle Heilmethoden an wie etwa Qigong, Tai Chi Chuan, Yoga, Entspannung, Meditation, Sophrologie (eine Heilmethode, die auf der Lehre eines harmonischen Bewusstseins beruht) sowie Training der Herzkohärenz.

AKUPRESSURPUNKTE

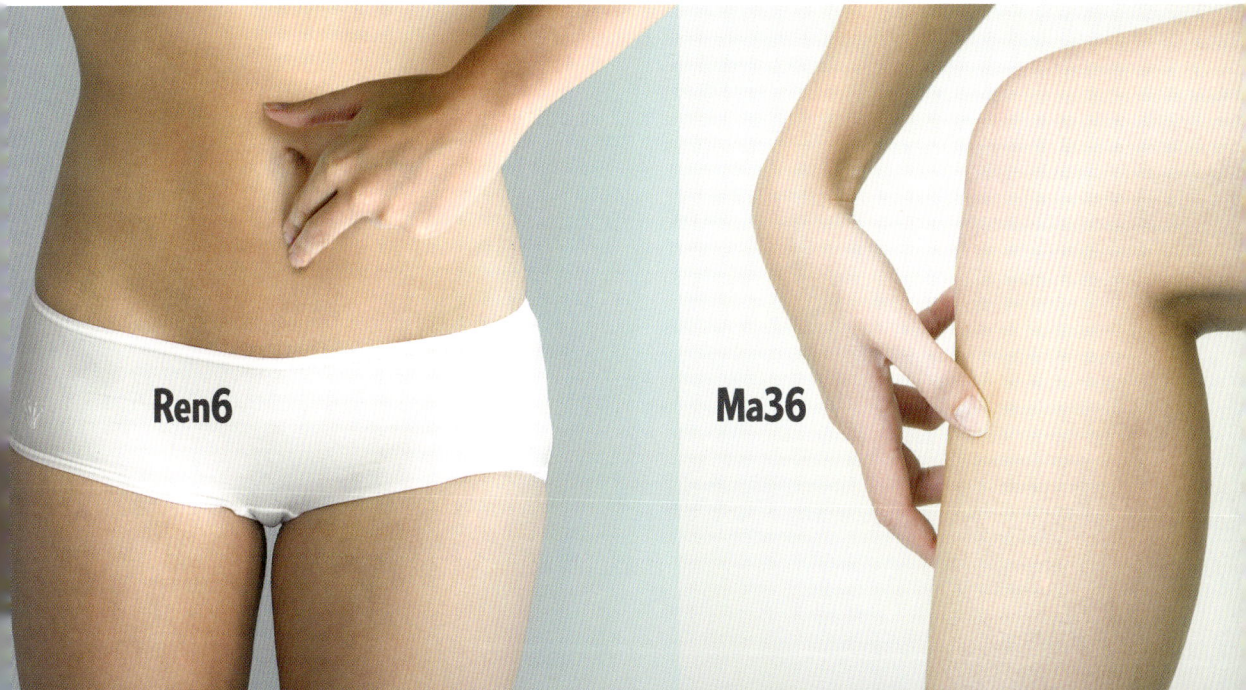

Ren6

Ma36

INDEX

ÜBER DIE AUTOREN

Laurent Turlin ist Heilpraktiker für Traditionelle Chinesische Medizin und ausgebildeter Akupunkteur mit eigener Klinik in Paris, in der er auch ausbildet. Nach einem fünfjährigen Studium in Europa und einem zweijährigen Studium in China entwickelte er seine eigene Behandlungsmethode auf der Grundlage der Energie-Anatomie des tibetanischen Meisters Djwhal Khul. Auch lernte er bei Philippe Sionneau, einem anerkannten Fachmann der chinesischen Medizin, dem er später assistierte.

Geschrieben hat er dieses Buch in Zusammenarbeit mit **Alix Lefief-Delcourt**, einem Journalisten mit den Schwerpunkten natürliche Heilmethoden, Gesundheit und gesunde Ernährung.

BILDNACHWEIS

Cover: Image Point Fr/ShutterStockphoto.Inc
ShutterStockphoto.Inc: S. 2–3 Image Point Fr; S. 6–7 Tom Wang; S. 8–9 Image Point Fr; S. 16–17 Image Point Fr; S. 19 l.u. Zemler; S. 19 m.l. Studio concept; S. 19 m.r. & u.r. Alexey Boldin; S. 20 Sue Atkinson; S. 23 Image Point Fr; S. 25 Luna Vandoorne; S. 26–27 Image Point Fr; S. 29 Image Point Fr; S. 30 Melpomene; S. 32 Africa Studio; S. 36–37 sirtravelalot; S. 39 Sue Atkinson.
Alle Bilder auf S. 40–157: Image Point Fr/ShutterStockphoto.Inc

DANKSAGUNG

Eddison Books Limited
Kreativberater **Nick Eddison**
Lektorin **Tessa Monina**
Grafikerin **Jane McKenna** (www.fogdog.co.uk)
Übersetzer **Lalit Nadkarni**
Korrektor **Nikky Twyman**
Indexer **Marie Lorimer**
Producer **Sarah Rooney**

Dank auch an Leduc.s Éditions, Paris